U0317343

《黄帝内经》养生智慧

曲黎敏 ◎ 著

四川科学技术出版社

图书在版编目（CIP）数据

《黄帝内经》养生智慧 / 曲黎敏著. --成都：四川科学技术
出版社，2016.12（2025.4 重印）

ISBN 978-7-5364-8510-5

Ⅰ.①黄…　Ⅱ.①曲…　Ⅲ.①《内经》-养生（中医）
Ⅳ.①R221

中国版本图书馆 CIP 数据核字（2016）第 280446 号

《黄帝内经》养生智慧
HUANGDINEIJING YANGSHENG ZHIHUI

曲黎敏　著

出　品　人：程佳月
选题策划：金丽红　黎　波
责任编辑：罗小洁　李迎军
责任出版：欧晓春
法律顾问：梁　飞
封面设计：郭　璐
媒体运营：刘　冲　刘　峥　洪振宇
责任印制：张志杰　王会利

出　　　版：四川科学技术出版社　　　官方微博：http://e.weibo.com/sckjcbs
地　　　址：成都市锦江区三色路 238 号　官方微信公众号：sckjcbs
邮　　　编：610023　　　　　　　　　　传真：028-86361756
发　　　行：北京长江新世纪文化传媒有限公司
电　　　话：010-58678881　　　　　　传真：010-58677346
地　　　址：北京市朝阳区曙光西里甲 6 号时间国际大厦 A 座 1905 室
邮　　　编：100028
印　　　刷：天津盛辉印刷有限公司

开本：700 毫米×1000 毫米　　1/16　　成品尺寸：165 毫米×238 毫米
印张：16.5　　　　　　　　　　　　　　字数：210 千字
版次：2016 年 12 月第 1 版　　　　　　印次：2025 年 4 月第 16 次印刷

定价：36.00 元

邮　　购：成都市锦江区三色路 238 号新华之星 A 座 25 层　　邮政编码：610023
电　　话：028-86361758

—— 三版序 ——
为什么一定要学习《黄帝内经》

　　岁月荏苒，第一次出来讲《黄帝内经》正好是 2006 年，于今年恰好十年。十年，有足够的时间让人成长。这十年当中，《黄帝内经》系列书籍，给我带来的觉悟也非同寻常，《黄帝内经》不再是高悬琼阁寂寞的圣典，而是能温暖我们每一个生命的启示录和源泉，其博大、其精微、其慈惠，感动着、改变着我们的心灵，让我们找到了一个重新发现自己的机会——五脏之象、六腑之动、奇经八脉、经脉和合……由此，生命不再是行尸走肉，而是一个有无限能量、无限创造力的本源。此生，以肉身显，灵魂也安住在这瑰丽的肉身中。所以，此生，我们的每一次觉知、每一次升华，也当先从这肉身起，来过、爱过、健硕地活过，用我们的感官饕餮过这世界的美，多么幸福！

　　于是，从 2016 年起，我在中关村学院又开始重讲《黄帝内经》，这次，是一字一句地讲，满怀激情与感恩地讲，如此圣典，值得我们膜拜与推崇！随着大健康时代的来临，《黄帝内经》的意义会越来越非凡地显现在我们的生活中，她关系到我们的自救、我们的自我超越、我们的生态未来——是用大量的药物来拯救我们的生命，还是靠自尊、自觉、自省、美好的生活方式来拯救我们的未来，答案显而易见。所以，我们，必须努力，不能辜负先圣大智之慈惠无穷！

　　《黄帝内经》是一本黄帝研习生命之道的学习笔记。作为一个建立了历律、封建制和国家政治体制的一代伟大君王为何以一种谦卑的态度来研习生命之道是一件值得关注的事。因为对于此界而言，生命系统可能是造化最精密、最完美、最充满变数和不可思议的一个系统了。相较于生命而言，医学是粗糙的，历史是粗糙的，一切人事也是残缺不全的。而人类最大、最后的失败也是个体生命系统的崩盘，人类最无奈的哀伤和最不易掌控的事物也源于此。所以黄帝要补上这一课。

　　当人人都补上这一课时，才有真正的放松和悠然，这种放松和悠然源自生命内部，而不是外部，这大概也是"悠然自得"这句成语的真正内涵吧。

　　无论如何，人之自由是有次第的，首先是财富自由——但这不是目的，而只是使生命具足的一个小小的阶梯，是生命向更高阶段前行的一个保障。但很多人都太沉溺于这一阶段了，甚至把这一阶段当成了终极目标，而忘记了追求更美好的。然后是生命自由——这是一个相对高级的阶段，是不任人宰割而重新把生命拿回自己掌握的一个阶段，真正支撑这一阶段的不是金钱，而是对生命的尊重。但很多人忽略了这一阶段，或者是到临死时才悔恨自己始终没有建立起对自己肉身的尊重，而任意挥霍了一生。最后是心灵自由——是剔除了贪嗔痴对生命的困扰，而由对生命的尊重进而发展为生命的发挥和奉献。至此阶段，是男人，是女人，已不重要；是否长寿，是否短命，也已不重要；重要的是，你真性情地活过，你善意地与这个世界和解了，你美美地享受了肉身和人类精神这双重盛宴。你来过了，你也可以坦然地走了。

　　而这种终结时的坦然、无悔和明澈，就是自在；如果再深感幸福和拥有来去自由的从容，就是大自在。

《黄帝内经》是一本伟大的经典，我真心希望有人能认认真真地学。它并不需要你有多专业，而只是需要你"用心"。

曲黎敏

二〇一六年冬至，于中关村学院

——二版序——

重新发现《黄帝内经》

发现，在很大程度上是小孩子的乐趣。对儿童来说，世界是新的；对成人而言，世界不仅陈旧，而且时常毫无乐趣。也就是说，成人在很大程度上依据常识和生活的惰性而存在，有时候，人们视这种惰性为继承传统，更多地不过是随波逐流；而小孩子却总在追问本质与本源，比如："妈妈，我是从哪儿来的？""在你生我之前，我在哪儿？"等等。实际上，中国古代的道家思想和禅宗都在训练这种儿童式的追问，但随着世界的日新月异和物质生活的繁乱，我们渐渐淡化了这种拷问，而视常识为真理。

最愚蠢的事情就是盲目相信常识和拒绝真理。

每每有人提及我是这一波中医养生热的"始作俑者"，不禁每每惶惑。原本只想相夫教子，原本只想和学生分享学习中医秘籍的快乐……就因为一个宏愿，就这样被推了出来。先是在山东教育电视台的《名家论坛》讲解《黄帝内经》，然后是北京台、中央台……如果是男人，我愿更勇猛精进；但我是女人，我想的更多的是——回去，回到温暖的家，回到我的书桌前，读书和冥想。

但每当我翻看《黄帝内经》，我都被里面广大的慈悲和智慧所感动。我渐渐地明白，无论男人、女人，都不可以回避责任，都不可以逃避使命，都必须勇往直前。不管世事如何艰难，人，都要坚持信念，坚持真理，坚持发现和直视事物本质的能力……更何况，有那么多我爱的人和爱我者，我们因《黄帝内经》而结缘，而幸福，而快乐……

为了更好地编辑这套丛书，我于去年九月从鹭江出版社将书收回，更名为《〈黄帝内经〉养生智慧》《〈黄帝内经〉生命智慧》，连同我今年在山东教育电视台《名家论坛》新开讲的《〈黄帝内经〉胎育智慧》共三本出版。

要想真正地理解中国伟大的医学经典《黄帝内经》，是很难的，因为我们很难回到过去，回到那亘古的沧桑……但我们有发现的勇气和回到那源头的热望，不断地探寻，不断地思索。我们可以重新开始，如同新生的婴儿，去舔、去嗅、去碰触……那亘古是怎样开始的呢？上古时期并无时钟，人们是怎样弄清楚时间的概念的呢？古人又是怎样建立起24节气这套至今都行之有效的系统的呢？！

有时候，真是困扰啊！有人说，知道了起源就知道了本质，但，起源是多么地神奇，本质又是多么地难以言说……那超越在语言之外的，又是什么？

但，谁又能说古老的就一定是落后的呢？！

让我们沉下心来，如果难以创造，就先赞美和敬畏吧！

曲黎敏

二〇一〇年三月十九日于元泰堂

——自序——

医道，就是生活之道

《黄帝内经》是一本奇异的医书，它不像西医书籍那样总是生理、病理及外行人根本看不懂的数据和指称，它恰恰谈的都是我们生活中耳熟能详的事物，比如东西南北、春夏秋冬……于是，我们学习它的过程就成了一次捕捉天地自然光影流转的美丽旅程。

在浩瀚的中华文化经典中，"医道"始终独立而鲜活地存在着：一方面，"道以医显"——医道是中国文化最集中的体现，阴阳、五行、中庸等观念在医道中无不尽其所极地铺设张扬；另一方面，"从医入道"又是掌握传统文化精髓的捷径，大到天地宇宙，小到个体生命，天与人尽在此中融和，象与数也不再虚无飘渺，而是如我们的每一次呼吸那样真实而令人感动……学习它，玩味它，按照圣人的指点去挖掘探寻我们的身体及灵魂之秘，将是我们重整人生、完善人生的重要航程。

世界上最高的学问都是研究人的学问。思想、哲学上的差异并无法阻隔我们对人类生命肉体认识的一致性和共通性，只要是人，就会有喜怒哀乐或悲伤恐惧，人类情感和肉身的共通性最终也会导致人类关于医学观念的某些共识。因此，从某种意义上说，医学又是人类学中最高的学问。

而这门学问在中国又体现为生活之道，中国的圣人为了说清楚其中的道理，统统采取了打比方的方法，他不去说这个概念"是"

什么，而是说它"像"什么，在《易经》里他画出卦来让你看它"像"什么，然后去感悟真理；在《诗经》里他用"比、兴"的方法来描述人心；在历史书里他讲故事；在医书里他说春夏秋冬……他从来都不用大概念压人，而是发掘生活的点滴来映照我们的心灵。因此，中国的经典都是智慧之书，而不是知识之书，是可以让一个民族怀着隐秘的热情世世代代、反反复复去阅读的书。

老百姓可能不大明白为什么要"冬吃萝卜夏吃姜"，为什么中国人说"买东西"而不说"买南北"，为什么子为鼠、寅为虎、午为马等原理，但千百年来中国的百姓因循着古训就那么自自然然地生活着，被称之为"中医"的医学护佑着……当探究到它的深处，我们方知道，原来很多真理都是从身体里变现出来的，是自自然然的东西，因此参悟这门学说可以让我们了解到人体与自然的奇妙和谐，两者的和谐程度越高，就越接近"至善"。而如何依准我们的生命本性去生活和做人，则是我们每个人所必需认知的事情，《黄帝内经》的养生智慧则可以帮助我们尽量地完成这场对自我生命本体的认知过程。

这是一门仁术。它源于一种根本的、深沉的爱，源于一种沉静的力量及心灵的阅读。它熨帖着我们生命的根，传统医学的真正作用不是机械性地对疾病进行"治疗"，而是像一位老师，告诉人们在日常生活中如何改掉导致我们身体衰弱的坏习惯，如何建立起良好的、符合我们生命本性的生活习性，并引导我们顺应自然的力量。

这是我们的一次关于身体的认领和解读。它发生在 5000 年前，甚至更远，在远古的讲堂上，一群圣人围坐在一起；在遥远的今天，我们开始了自己阅读的旅程，在模糊的字迹背后，我们找寻，关于宇宙、关于生命、关于灵魂的秘密……

我们现在阅读《黄帝内经》和《伤寒论》似乎有些难度，但这绝不是一次跨文化的对话与阅读。在我们每一个中国人的血液当中都流淌着美丽而空灵的汉字的基因，只要我们能享受孤寂，我们便可以像阅读李白和杜甫那样去阅读《黄帝内经》，它一样有着超凡的洞察力、博大的精神和动人的韵律，一样有着中国文化所具有的所有美德，它确定权威与法则，讲究和谐与稳定，注重教化与实证，它不仅引领我们游走于宇宙太空，感受旷古时空的荒谬与空寂；而且引领我们不断地向内、向着那似乎不可知的黑暗，不断地问难探索，直至找到我们生命的真实的每一次悸动……

曲黎敏

二〇〇七年十月

目录 CONTENTS

——第三章——
饮食养生法

——第四章——
四季养生法

——第五章——

因天之序——十二时辰养生法

——第六章——

上古天真论

——第十章——
中医的六大要点

第一章

为什么要学习《黄帝内经》

只有我们中国才有这么多经典巨著，可以让我们去读，可以让我们重新反省人生，甚至包括重新体悟我们身体的每一个细微的变化。这是"中国难生"的一个含义，因为只有中国才有《黄帝内经》。

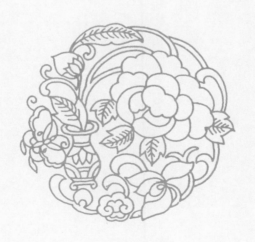

一

《黄帝内经》在国学经典中地位独特

　　《黄帝内经》在国学经典中的地位非常独特，它是唯一一本以圣王命名的书。这就意味着生命之学在我国古代文化当中，被认为是帝王之业，是大功德和大慈悲。

　　圣人为什么要重医药呢？一个说法是，圣人就是能掌控自己的人。这个"圣"字怎么讲呢？我们先来看看"圣"字的写法：左边一个口，右边一个耳，口耳放在一起就是繁体字"听"的意思，底下在甲骨文是一个"𡈼"字，后来写作"王"。

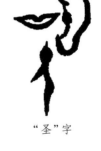

"圣"字

　　所以，所谓圣人就是听从自己本性的人，也就是能掌控自己身体和欲望的人。如果既能够掌握自己的身体和欲望，又能够使别人听从自己，那么就可以由"人"而"王"。这是圣人重医药的第一个说法。

　　另外一个说法是：古代文化认为，天下即人身。古代的"天"字是这样写的：人的头顶上面是天，所以在古文里又叫作天、颠、顶。

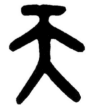

"天"字的大篆

　　天下即人身，实际上是告诉我们：人体在所有的组织系统里面是最为精密的自组织结构。这里所谓的自组织就是它依赖于本性而存在、而平衡、而和谐，不需要人为的强制和主观意愿。比如说，我们经常说"你吃点中药补补肾"，其实吃药也不是你想把药补到哪里就可以补到哪里的。

头脑是有为，身体是无为

在古人眼里，身体就是天下，就是国家。中国人讲"修身、齐家、治国、平天下"，一切皆以修身为本。生命也是一种自自然然的活泼的存在，是自足的，它自己本身就是一个和谐机制。也就是说，身体比头脑更聪明，正所谓"头脑是有为，身体是无为"。

中医也有一句话，叫作"上医医国，中医医人，下医医病"。上医医国的意思，恰恰就是"天下即人身"，就是掌控好了人身的人就可以治理整个国家。

人的身体结构及功能即命运

千百年来，什么都变了，但是人没变，人的本性没有变，而所有的思想都是从身体中发出来的。因此，无论世界如何风云变幻，世界上最高的学问始终是研究"人"的学问，而中国文化更是以人为本的文化。比如《大学》讲至善，但最后要落实到人心的静与定；《中庸》讲太过与不及，实际上，太过与不及都源于脏腑功能的太过与不及。比如人的肝火太旺，人的心就不静，做事就急躁；肾精不足，人就没精神，思考问题就不周全，做事就会失败。

拿破仑有句名言："人的身体结构即命运。"而中医理论认为，人的身体结构及功能即命运。从这个意义上讲，生命医学又是人类学中最高的学问。所以，中国文化一向都强调"从医入道""道以医显"，就是说，如果你能把人体领悟了，把医道领悟了，那么你就有可能领悟天下之道。

二

学习《黄帝内经》可以认知自我

有人会问：我们的生命活力是从哪里来的呢？

说到生命活力，我们经常会用这样一些词汇：魄力、精神、胆识、意志、聪明等，这些词都是代表我们生命活力的词，代表我们领导力的词汇。这些词又都是从哪里来的呢？这些问题值得我们好好思考一番。

什么叫作"魄力"？

在中医里，"魄"是肺的神、肺的神明。所谓"神"又是什么意思呢？神是精足了以后的外现。我们在日常生活中所说的"精、气、神"的"神"，实际上都是指你的精和气足了以后的外在表现。这就好比油灯中的油多了，火焰就大，灯就亮。火焰的光芒就是"神"，所以"魄"是肺精、肺气足的体现。

而"魄力"的"力"就关系到我们的另一个脏器——肾。在中医看来，我们的力量都来源于腰，都来源于肾。所以，"有魄力"指的是肺和肾两个脏器的精气非常充足，这样的人做事才能够气壮山河，才能够出大手笔。而肺和肾这两个脏器在中医里又属于先天的范畴，关涉到我们的本能。所以，我们说"魄力"是学不来的，它是我们身体当中的本能的一种外现。如果你"魄力"不够，只能说明你先天肺气不足、肾精不足。

什么叫作"精神"？

有的人生命力很旺盛，看上去很有精神；反之，有的人看上去很萎靡。那么，"精神"到底是指什么呢？我们首先来看看"精"，它来自肾。在中医概念里，肾主藏精；而"神"，在这里专指心的神明，心之神为神。所谓"精神"，代表的是一种心肾相交的能力——就是肾精既能藏，又可以向上给心以动力；同时心火能够反其道而行之，下行温煦肾精。这个能力的外现就是"精神"。

如果肾精不足，不足以收敛心火，人就显出上火的相，情绪也偏烦躁；如果心火不足以温煦肾精的话，人就会显得无精打采，特别没有精神。所以，"精神"同样也指我们身体层面上的东西，其太过和不及都是病态。

什么叫作"胆识"？

再看"胆识"。《黄帝内经》认为：胆是主决断的。有没有决断力也是领导力的一个体现，而决断力在很大程度上要看一个人的胆气足不足。但并不是说一个人把胆囊切了，他就没有决断力了，关键还是看他的胆气足不足、胆精足不足。

什么叫作"意志"？

一个人最终有无成就，要看他的意志力如何。意志的物质基础又是什么呢？在中国古代中医理论里，意是脾（精）的外现，脾的神为意，脾主运化。《黄帝内经》说"心有所忆谓之意"，而一般人就把"意"理解为记忆力。

实际上，有没有"意志"和记忆力关系不大，关键是记忆能不能跟所看到的新事物相关联。如果能够相关联的话，思维就有了一定的宽广度，而这个思维宽广度就是"意"。所谓关联性就是运化，这就是脾的功能。聪明，反应非常快，这都是运化的作用，是脾在起作用。

"志"指肾的"神"，中国人特别讲究补肾，为什么？因为我们生命本能的很多东西都跟肾密切相关。

"意志"这个词中，"意"指的是运化能力，也就是思维的宽度；而"志"指的是收藏能力，也就是思维的深度和定力。如果说精神是指心肾相交的能力，那么"意志"就是人体运化能力和收藏能力的体现。你能够运化多少，然后又能定得住多少，这就体现你的意志力了。如果一个人很聪明并具备思维宽广度，却唯独定不下来，坚持不下来，那就是意志不坚定，做事照样会失败。

什么叫作"聪明"？

"聪明"这个词就很好解释了。中医认为"肾开窍于耳，肝开窍于目"，意思就是说，肾的精气通于耳，肝的精气通于目。所以看一个人是否"聪明"，关键是看他的肝肾功能。肝功能好，眼力就好；肾功能好，耳力就好。耳鸣眼花，就是意味着这个人的肝肾出问题了。

我们的人体就如同一棵大树，在外的枝杈都是根部的反映。总而言之一句话，我们的生命活力来源于身体本身，从肾精来，从这些神明来，从生命的高度来。所以，学习《黄帝内经》是在培固我们的智慧元气，是一种根本性的学习。

在西方医学当中，不太讲究神明这个概念。在西医看来，心脏就是一个泵而已，与神明无关。因此，在器官移植手术之后，病人自身的一些现象就颇令人费解。

向内看，还是向外看？

中国文化总是在培养我们向内看的能力。

学习《黄帝内经》可以让我们更多地向内看，内在地去观察我们的人生，并且看到神明的那个层面。但向内看，实际上是很不容易的。首先，人很不愿意向内看，因为向内看很麻烦。每个人都有着顺从天命、活一天是一天的惰性，而且外面的世界那么精彩，所以不愿意向内看。其次，向内看很痛苦，一旦真的看清楚了生老病死，就像释迦牟尼一样，那就只剩下出家了。所以，先是不愿意向内看，然后是不忍向内看，这都是人的惰性决定的。

《黄帝内经》是很高明地"向内看"，是不打开地"向内看"。而西医了解人体大多采用的是解剖的方法。仔细一想，解剖没有什么了不起，不打开能知道里面是怎么回事才是真正地了不起。所以，中国中医非常了不起，它没有打开身体就知道人体里面内在的气血是怎么回事。

那么要凭借着什么"向内看"呢？凭借着"道"去看，凭借方法、规律去看，所以对人的要求很高。因为对人的要求高，所以《黄帝内经》这本书是"自古圣贤皆寂寞"，很少有人理解，这也是《黄帝内经》寂寞的一个根源。

你了解你自己吗？

自古以来，人都存在的一个无知的盲点，就是对自我了解很不清楚。在西方，弗洛伊德的学说影响了整个 20 世纪，他曾经说过，人类的自傲在历史上曾遭受过三次打击：

第一次打击是，原先人们认为地球是宇宙的中心，后来，哥白尼的学说告诉人们地球是整个太阳系中的一分子。

第二次打击是，人们普遍认为"人是万物之灵"，可是达尔文的进化论告诉我们，人不是万物之灵，人源于动物，人的进化并不能抹掉他在身体结构和精神气质方面与动物同等的证据。

至此，人只剩下一个自信了，那就是人们认为"我了解我自己"。可是，第三次打击接踵而至，弗洛伊德的学说告诉人们：你不了解你自己。你根本不知道你的行为到底是由于你内心的什么驱动在发生改变。

所以，向内看的问题对于西方哲学和中国哲学来说都是一个终极问题。西方哲学追求的最终境界是"认识你自己"；而中国哲学的最高境界是"天人合一"，就是人跟自然的和谐程度越高，就越能达到至善之境。

人身难得，真法难闻，中国难生

在学习医道的过程中，我们应该反复体验这样一句话——人身难得，真法难闻，中国难生。学习《黄帝内经》是我们领悟人身、听闻真法、感恩中国的必行之路。

人身难得——佛家说，肉身是我们修行多年所得

先说"人身难得"。学习了《黄帝内经》，我们就要关注自己的内心生活和内在脏腑的运转。我们懂得了人体，实际上就懂得了人生的很多方面。从佛教的观点来看，我们现在的肉身实际上是我们修行多年后所得到的一个身体。用今天的话说就是"身体是革命的本钱"，是借假修真的载体，是我们要蓄之、养之的精品。但看看我们现在的生活，许多人对自己的身体在很多时候是毁之、害之的。

真法难闻——有缘的人才能听闻

再说"真法难闻"。大家都知道，只有有缘的人才能听闻佛法。《黄帝内经》同样也是如此，不是说随随便便就可以听到的，包括黄帝自己。《黄帝内经》本身就是黄帝和他老师的一些对话，当黄

帝问到一些很核心的问题的时候，他的老师都会先让他斋戒。

所谓斋戒，不是单纯地洗洗澡、刷刷牙、饿几天就可以的。它要求你在精神上不要被一些私心杂念所控制，让自己的精神处于一种无欲无求的状态，在这种情况下，你才可能听闻真法。即便圣王学习《黄帝内经》，他也要抱着很认真的态度去学习，去修身修心，才能真正地看到里面去，才能真正领悟"真法"。

中国难生——只有我们中国才有《黄帝内经》

第三句是"中国难生"。实际上，大家都应该有所感悟，生为中国人是一种难得的福分。所以，我们每个人都应该有一种深厚的感恩心理和自豪感。为什么这么说呢？因为只有我们中国才有这么多经典巨著，可以让我们去读，可以让我们重新反省人生，甚至包括重新体悟身体的每一个细微的变化。这是"中国难生"的一个含义，因为只有我们中国才有《黄帝内经》。

四

可以培养我们内在的洞察力

　　《黄帝内经》所说的内容，大多源于对天地自然的感悟。它开篇全都在讲东南西北和春夏秋冬。这本很独特的医书在很大程度上它并不去讲怎么治疗一种疾病，它更像一个老师，引导着我们学会如何去顺应自然的力量。所谓自然的力量，就是"因天之序"，就是自然本身存在的顺序，我们要想顺应这样的顺序和规律，就要有非凡的洞察能力。

　　《黄帝内经》非常注重内在洞察能力。这种洞察力，是一种很好的认知方法。西方人学医，要花很多工夫去学一些基本的常识和理论。可是在中国，许多人对中医常识都有一种耳熟能详的感觉。比如说，老百姓并不懂医学，但是他们每天都在运用一些医学方面的知识。用古话说，这叫作"日用而不知"，就是天天在用，却不知道其中道理，这就要求大家有一种洞察生活的能力。

为什么中国人说"买东西"，不说"买南北"？

　　培养人的洞察力，第一条就是对天地自然的感悟。大家可以认真地去想一想，中国人为什么说"买东西"，不说"买南北"。首先大家来看一下图，看了这幅图，肯定会有人说这幅图画错了。因为一般大家都认为是上北下南，而这幅方位图的南却是在上面，很多

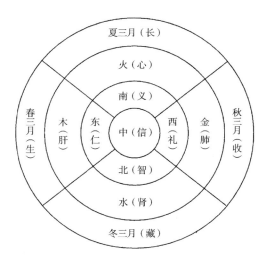

《黄帝内经》中的东南西北方位图

人会觉得难以理解。实际上，在中国古代这种方位图始终是南在上面，这就非常有意思了，其实用中医来解释就很容易理解了。

为什么南要放在上面呢？这张图其实是人体直立图，因为人是唯一直立的动物啊，在我们人体中，心在最上，心就是人体的代表，所以上边为南。按照中国传统文化取象比类的方式，我们把东归属于木，西归属于金，南归属于火，北归属于水。在远古时代，从某种意义上来讲，木和金为可盛受之物，是用手就可以拎着去以物易物的。而火和水是不可盛受之物，是用手拿不走的。

从这个层面上来讲，我们中国人只"买东西（木金）"不"买南北（水火）"。更何况，在中国人的价值观中，"热情如火"或"柔情似水"，这些情感（热情、柔情）是花钱也买不到的啊！而且买卖南北（水火）还要危及人类本身呢，比如军火，比如石油和水，一旦进入到买卖层面就可能危及人类本身了。

● 为什么骂人不是个"东西"？

其实，我们中国人骂人都很有文化内涵。比如说"这个人不是个东西"，什么意思呢？说这个人不是个东西，那不是东西就是南北啊！就是说，"这个人像水火一样无情无义"。

● 东是一个生发之象

从更深的层面来讲，东西南北又意味深长：东方为生发；南方为生长；西方为收敛；北方为收藏；中央为土，为"化"。那东方为什么有生发之象呢？我们先来看这个"東"字："東"就是一个木中间加一个日，意思是太阳从树木中冉冉升起，这就是一种逐渐上升的状态。

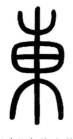

"东"字的小篆

● 西是一个收敛之象

再看"西"字，在古文里写法是这样的："西"字就像一个大鸟立在自己的鸟窝上。人类最初观察西边的时候，首先要抓住一个象，这个象是什么样的呢？天黑了，鸟儿知道要归巢了，天地万物也知道要收敛了。这其实就是一个收敛之象。

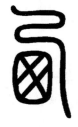

"西"字的小篆

实际上，在中国买卖东西（木金），是有它的文化内涵的。从更深的意义上来讲，我们要买卖的东西，要么是可以生发的，有着可持续发展的性质；要么是可以收敛的，可以赚到钱的（东方为生发，西方为收敛）。

● 南是一个疏布之象

而南方意味着什么呢？因为南方为"火"，是疏布之象，实际上就意味着散。这就有点类似于现在的企业家做慈善，该散出去的，该花出去的，都不应该求任何回报。

● 北是一个收藏之象

北方主水为藏，而藏是什么呢？藏是认为这个东西很好，所以才会把它收藏起来。比如说收藏品，这是不应该拿出去买卖的东西，是人喜欢的东西、特别心爱的东西、要藏起来的东西。就像我们人体的肾精，是很珍贵的，藏得越多越好。

从中医上讲，南边是心火，北边是肾水，东边是肝木，西边是肺金，中央为脾土。所以从这个角度上来讲，心就是疏布，就是散，心脏永远在跳动，它是永远在那儿散着的，这就是心的象；肝就是生发，也正是肝气的生发决定了我们的精神状态；但我们不能只耗散不吸收，所以肺气主收敛、肃降；而肾水的收藏能力越强，我们心火的布散能力才越强，这也意味着，我们才更有精力去回馈社会。

● 中央是一个化象

中央脾土是什么呢？它就是"化"，就是从开花到结果的过程。"化"的真正内涵就是指从生发到收敛的过程，这个变化过程就是"化"。打个简单的比方，如果说你这个人被汉化了，或者说你被什么感化了，意思就是外界的人或物先是影响了你，然后是这种思维方式和生活状态在你的身体里扎下了根，结下了果，彻底地改变了你。在甲骨文中，"化"是两个颠倒的"人"，指人彻头彻尾的改变，这个过程就是"化"。

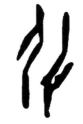

"化"字的甲骨文

中央脾胃对于人体的意义就在于它受盛五谷，生化为精血，一部分去长肌肉、长精神，多余的精血为人体所吸纳、收藏。中央脾胃包含在生发、生长、收敛、收藏四象之中，这四象全都有，就是"化"。所以，中央脾土自身就是一个圆。

对此，用《易经》中乾卦的"用九"来解释"化"就很容易理解了。《易经·乾卦》中的"用九"说："见群龙无首，吉。"译成现代汉语就是，见群龙首尾相连没有龙首，是吉利的。群龙无首就是它自成一个圆，既有生发、生长，又有收敛、收藏，四条龙首尾相连，美丽如环，这个环就是生命运动方式的最圆满状态。实际上，这个环也就是天，"天"就是生发、生长、收敛、收藏，就是永远从春走到夏，从秋走到冬，这个次序是不会变的。人的生命也是有次序的，永远是从出生到壮大，然后到衰老和死亡，人体也要因循这个次序去生存。

就"买东西"这一件事，实际上是在告诉大家，中国人买卖的是文化，这个"东西"有着从"生发"（春）到"收敛"（秋）的性质，而西方人呢，买卖的是物，是 this 和 that。所以，中国人只可买卖东西，不可以买卖南北。

传统文化重生发，现代文化重相克

"东方"这个概念在中国文化中有极其独特的地位。东方代表生发，所以，我们中国作为世界的东方，也是重文化，也是讲文化的。西方代表收敛，所以西方社会是重物质的。但随着时代的发展，我们中国人的观念也发生了细微的变化。比如，中国古代说五行的顺序是"木、火、土、金、水"，而现在说"金、木、水、火、土"，这就很明显地说明，现代思维和古代思维出现了很大的差异。

"木、火、土、金、水"，这是一个相生的顺序：木生火，火生土，土生金，金生水，水生木。也就是说，中国古代文化重的是文化，重的是生发，所以从木开始。而西方文明和我们现在的生活都是重物质的，所以当下我们说五行都是从金开始，而且这个顺序是相克的：金克木，木克土，土克水，水克火，火克金。我们现在注重的是相克、相侮、相矛盾的这么一个概念。所以说，我们从现代生活的方方面面都可以感受到，与古代文化相比较，现代文化已经发生了很大的变化。而学习《黄帝内经》，可以说是对传统文化的一次回归。

我们人体的中部在哪里？

领悟了天地自然，我们再从人身感悟一下《黄帝内经》的独特魅力。大家再思索一个问题，我们人体的中部在哪里？把这个问题想通了，也许能更好地理解中国式思维。按照人体的比例，很多人都会说人体的中部就在肚脐，肚脐也叫作神阙穴，它连接着先天和后天，是一个很根本的地方。但是，实际上它并不是人体的中部。

大家都知道，人体之中有一个很奇怪的穴位叫作"人中"，这才是人体的中部。在现实生活中，大家都懂点中医常识。比如说，有人昏倒了，大家第一反应就是去掐人中。可是为什么要去掐人中呢？我问过很多人，他们都说掐人中是强刺激。按照这样的说法，我打你一棍子，扇你一嘴巴也是强刺激。那为什么非得掐人中这个地方呢？这个地方为什么叫作人中呢？按照人体比例来看，这个地方太高了，怎么能叫作人中呢？这就必须要用中医理论来解释了。

● 督脉决定着男性的生殖能力

中医认为，人中是我们人体里最大的两条经脉（任脉、督脉）的连接点。这两条经脉中的一条是督脉。督脉起于会阴，会阴就是我们的前后阴正中间的那个地方，但不是在那个点上，而是在那个点里面。督脉起于会阴，然后分两支，一支从少腹往上走，一支从长强穴往上走。长强穴就是我们背后的尾椎骨的最后一个穴位，这样一直走到头部再到人中。

督脉是人体的一条大阳经，它主气，对男性来说，它在很大程度上决定着男性的生殖能力。因为督脉决定了人体的脑髓、肾、腰脊、脊柱、脊髓等。因此，男性是否有生殖能力，就要看督脉的精气是否旺盛。

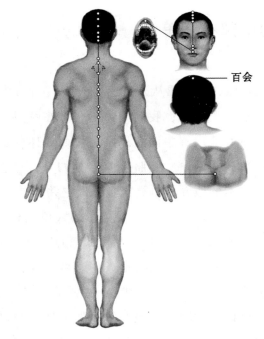

百会

督脉循行示意图

● 任脉决定着女性的生育能力

另外一条经脉就是任脉。任脉是在我们人体前部的一条正中线，它也起于会阴，然后沿耻骨一直到人中，与督脉在人中处交汇。这是人体的一条大阴经。任脉这条大阴经是主血和管生育的，不能受伤。

比如，刚开始西医鼓励女性剖宫产，认为横着开刀肚子上的疤痕褶就看不见了。但中医认为横着剖腹是很不好的，因为横着剖就等于把人体的好几条经脉都切断了，横剖人体愈合的能力特别差。而竖着剖呢？也挺可怕的，竖着剖正好伤着任脉，但是竖剖最起码它没有伤到那么多条经脉，所以愈合比较快。

督脉和任脉都算是奇经，是属于奇经八脉里边的东西。十二正

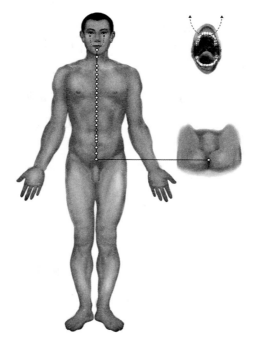

任脉循行示意图

经是人体正常的生理现象，而奇经八脉可以说是人体中一种很特异的存在，我们甚至可以说它是元气的储存地。它基本上可以决定一些很重大的事情，比如说生育胚胎。

　　总之，男人的生殖能力在很大程度是由督脉决定的，女人的生育能力在很大程度上是由任脉决定的，而我们的人中恰恰是任督二脉的交汇处。

为什么人昏倒要掐人中？

　　人昏倒后，为什么非得掐人中呢？人昏倒实际上很像《易经》卦象里的一个卦——䷋（否卦），也叫阴阳离绝卦，意思是阴气下行在下面，阳气上行在上面跑走了，这样就属于阴阳离绝。在这种情况下，我们就必须通过刺激人中这个穴位，将阴、阳重新和合，通过压迫人中把气血重新调上来。通过掐人中以后，给调整过来的象就叫泰卦——☷☰，这就属于阴阳和合卦，因为阴气是下降的，阳气是上升的，这样阴阳和合的话，人体就能够清醒。其实，阴阳的交合就是人体两大经脉的一种交合，所以人中这个穴位在人的身体当中就显得至关重要。

人中之相应该深、长、宽

人中真正的相应是什么样的呢？人中之相应该深、长、宽。因为人中就是我们阴阳二脉交通的沟渠，如果阴脉和阳脉交通的沟渠又深、又长、又宽的话，就说明这个人的气血交通能力特别强。如果阴阳交合、气血交合的能力比较强，气血就旺盛，寿命就长，精就足，就可以生育后代。也正因此，人中又有另外的两个名字，一个叫寿宫，一个叫子庭。从人中这个相，可以看出人的寿命和后代。所以在古代相书里，人中也是一个很重要的相。

中医之道可以告诉我们，如何通过外部来看内部。中医认为，人体内部的情况一定会在人的体表上有所表现，看了外部表现，就会知道内部是怎么样的了。通过人中的外部表现，可以看到我们内在的气血表现。

有人说自己人中太短，一定短寿，其实大可不必有这种想法。因为人中这个地方的长、宽、深和养生有很大的关系。如果你最近拼命地糟蹋身体，那么你的人中自然就会变得扁平；如果你知道如何去养生，很会保养身体的话，你的人中就会慢慢得变深一些，因为你把自己的气血养足了，这个渠道自然就通畅。

这就告诉我们一个道理：通过天地之象，我们不仅可以观察我们的人体和人体内部的一些变化，还可以解决日常生活中的一些问题。

曲黎敏养生智慧

◆中医理论认为，人的身体结构及功能即命运。

◆我们懂得了人体，也就懂得了人生的很多方面。

◆肝功能好，眼力就好；肾功能好，耳力就好。

◆有魄力指的是肺和肾两个脏器的精气非常充足，这样做事才能够气壮山河，才能够出大手笔。

◆胆是主决断的，决断力在很大程度上取决于一个人胆气、胆精足不足。

◆督脉是人体的一条大阳经，它主气，对男性来说，它在很大程度上决定了男性的生殖能力。

◆人的肝火太旺，心就不静，做事就急躁；肾精不足，人就没精神，思考问题就不周全，做事就会失败。

——第二章——

中医和日常生活息息相关

　　万物的生发、生长、收敛、收藏，它们
最根本的"终"是什么？就是冬天，就是收
藏。这个冬天的"冬"就是终了的意思。春
天为什么叫春天？春就是"蠢"，万物都在
蠢蠢欲动，生发之机就如同小虫子一样苏醒
和活动起来。

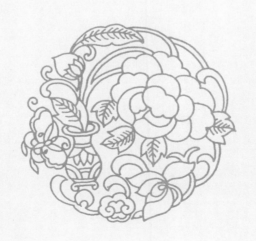

学习中国传统文化有两种方法：一种是从读经典入手；还有一种就是从生活当中去认识，遵循"大道至简"的原则，甚至以一个小孩子的心态去看待万事万物。我们学中医，学《黄帝内经》，好像看着很难，可实际上并不难。只要懂生活，懂得"春天冒冒失失地去摘了一朵花，秋天就会少结一个果"的道理，很多的事情就会明白。

一

为什么说"冬吃萝卜夏吃姜，不用医生开药方"

民间有一句俗语叫"冬吃萝卜夏吃姜，不用医生开药方"。为什么会这么说呢？

夏天，我们的阳气全部浮越在体外，身体内部形成了一个寒湿的格局。此时，人体的脾胃是最虚的，消化能力也是最弱的，所以我们在夏天要吃一些姜类的、温热的、宣发的东西，而不能吃滋补类的东西，这是因为人体内部没有足够的力量去消化这些东西。

等到冬天的时候，我们的阳气全部收敛了，身体的内部就会形成一个内热的格局，反而可以吃一些滋补类的东西。而吃萝卜可以清凉顺气，可以使我们的身体保持一种清凉和通畅的状态。

这些道理，我们是可以从日常生活中领悟到的。所以，在日常生活中，只要把这些细节问题都掌握了，身体的很多问题都能迎刃而解。这也是《黄帝内经》中所倡导的一种养生之道。

二

中国人为什么说"左右"，不说"右左"

中国人为什么说"左右"，不说"右左"？我讲这个就是提醒大家对日常生活要很关注，不要把它看成一种习惯性的东西就忽略过去了。实际上，这是因为左边是生发，生发了才能收。左右还有一点不同，中医认为，左边为肝，肝主血；右边是肺，肺主气。气比血走得快，先动左边，这样才能左右平衡。另外，血是用来收敛肝气的，肝气不能一味地生发。

再有，中国人练功时的第一个动作通常是"两脚分开，与肩同宽"。那先伸左脚和先伸右脚有没有不同？中医认为，左肝右肺，左边为肝气，右边为肺气。左边为肝，主血。所以一定是先伸左脚，先开血脉。因为血的运行比气的运行要慢。如果先开右脚，而右边主气，气运行得比血快，那么血就很难跟上。

为什么还要"两脚与肩同宽"？"两脚与肩同宽"是要打开大腿内侧的三条阴经，然后脚尖再微微内扣，大腿外侧的三条阳经也就随之开启。如果两边阴阳经没有感觉，这个站立姿势对练功就没有任何意义。所以说，走路时先迈哪只脚，后迈哪只脚不都有生命的道理在里面吗？

为什么大蒜、辣椒不入中药

在我们日常生活中，大蒜和辣椒的气味最厚，可它们是从来不入药的，这是为什么呢？

大蒜属于气的层面，入气分。凡是入气分的药都走清窍，我们人体的前阴、眼睛都属清窍。所以，大蒜吃多了容易眼睛花，看不清楚东西。而且大蒜的味走前阴，走小便，吃多了小便也会浑浊。中药虽然是取事物的偏性，但也不用大蒜这种特别的东西。

辣椒是走味道的，凡是入味的都入血分。血属于阴，味道也属于阴。入血分的药，走人的浊窍，比如嘴巴、肛门等。如果辣椒吃得多了，人的嘴唇里边就会生疮，也有可能会造成便血或肛门疼痛。

大蒜和辣椒这两种东西的气味都过于厚重，人们一般只把它们当作食物，并根据自己的日常生活习惯适量食用。

为什么越来越多的人喜欢"吃辣"？

大蒜、辣椒的味道过厚，好不好呢？原本川渝等湿气重的地方，人比较喜欢食辣，可现在社会上有越来越多的"吃辣一族"，很多人没有辣椒就吃不下饭。这在中医上怎么解释呢？一般有两个原因：一是人的脾胃功能越来越弱了，对味道的感觉也越来越弱，要用浓的香的东西来调动自己的脾胃之气，用味道厚重的东西帮助自已调中气上来，来帮助运化。另外一个原因就是现在人压力太大，心情太郁闷了，因为味厚的东西有通窜力，而吃辣椒和大蒜能让人心胸里的瘀滞散开一些。

为什么南方人饮食清淡，北方人的口味重？

用这个道理还可以解释为什么南方人饮食清淡，北方人口味重的问题。因为南方偏热，人体的气血全都调到体表了，脏腑就偏虚，而消化食物也要动用脏腑气血和元气，所以饮食清淡可以少调元气。北方偏寒，气血就敛藏在人体内，北方人喜欢味道浓重的食物，可以多调动气血出来御寒。长期的积淀就使得北方人必须高大健壮，以供给人体更多的气血和元气。

四

什么是"咽喉要道"

　　人体中有几大重要的部位，其中一个就是咽喉。古人把狭窄而重要的关隘也称之为"咽喉要道"，由此可见咽喉在人体中的重要意义。因为所有的气血都要经过咽喉而上头，所以一定要保护好这个部位。

　　一个人脑子清楚不清楚，全在于咽喉是否清爽、通畅。如果一个人咽喉老犯毛病，慢慢地就会影响到他的脑子。现在患咽喉病的人很多，而且往往是久治不愈。

　　很多经脉都走咽喉，喉咙两边叫咽，中间叫喉。大肠经走喉咙，如果喉咙干疼，是大肠经出了问题。像这种喉咙干疼的人接下来就有可能会大便干燥、颈肿喉痹。喉咙两边疼，即慢性咽炎，是脾病和心病，因为脾经和心经都沿着喉咙两边走。喉结以上疼是属于心经，喉结以下疼属于肝经。如果喉咙外边两边肿，就是小肠的问题，是吸收出问题了。脸大脖子粗那种症状属于小肠病。如果咽喉老是肿胀的，这是肾经的病。还有三焦经也走咽喉。八条经脉全都走咽喉，甚至还包括任督二脉也走咽喉，所以咽喉的病是大病，如果咽喉有毛病就要好好地去治。

五

什么是中国人常说的"仁、义、礼、智、信"

中国人常说"仁、义、礼、智、信",那什么是"仁、义、礼、智、信"呢?"仁、义、礼、智、信"这些观念实际上也是从我们身体当中来的。"仁"就是东方,东方为生发之机(见第13页图),"仁"就是生发出来的善念,这一点点善念将来可能影响人的很多东西。

"义"是什么呢?"义"的繁体字是"義",上"羊"下"我","我"原本是武器,所以"義"原指公羊为自己的利益争权益,现在是指公正合宜的行为以及应尽的责任、不拿报酬的劳动。所以,义主散,就是疏布出去的东西,这是南方。

"礼"是西方,西方是收敛之象,所以礼是约束、收敛。礼就是要教我们如何约束人性、收敛人性。

"智"又是从哪里来的呢?智就是北方,北方是收藏之象,肾精足才能生出智慧。

最后来看看信,它就是中央脾土。从字形上来看,"人"加"言"为"信"。为什么叫人言为"信"呢?就是人说话要真实、要可靠,要像土地一样真实可靠。因为古人认为土地是从来不骗人的,只要撒下种子,它就可以发芽。

六

为什么秦皇汉武要封禅泰山

在五岳中，泰山并不是最高的一座山，但是为什么在秦皇汉武时期，帝王都要封禅泰山呢？为什么不去西岳或中岳？

这是因为，作为一国之君，他要掌握的国家最根本的问题，那就是关于国家的生发之机的问题。而东方蕴涵着生发之机，所以处于东方的泰山，就成了帝王祭祀天地的好去处。一个国家有了生机，就有了一切。

古人是非常重视生发之机的，就连打仗也是这样。因为鼓属木，鼓声是主生发的，所以战斗刚开始的时候一定是敲鼓，以此来振奋士气。让士兵的肝气上来，他们才有足够的勇气和胆量往前冲。收兵的时候应该怎么办呢？我们大家都知道一个成语叫"鸣金收兵"。金属于收敛之象，鸣金就是要收敛了，也就是收兵。

七

为什么北京城东有崇文门、西有宣武门

　　大家都知道，老北京城的城门有"内九外七"的说法。内九指的是内城的九道门，分别是前门、宣武门、阜成门、西直门、德胜门、安定门、东直门、朝阳门、崇文门。

　　按照朝廷当时的规定，每个城门进出的车辆都根据传统文化的概念而有严格的规定。比如进出前门（正阳门）的是皇帝的龙车，皇上一年有两次进出此门，一次是冬季到天坛祭天，另一次是惊蛰到先农坛祭祀。前门左侧是崇文门，进出崇文门的车必须是酒车，酒在传统文化里意味着生发；前门的右侧是宣武门，而宣武门只许走刑车，这说明宣武门守着肃杀之气。另，朝阳门走粮车，东直门走木材砖瓦车；西面的阜成门走煤车，西直门走水车，这都是按照气机来运行的。

　　从风水学上讲，北门是不可以开的，因为北方主收藏，要藏得住，所以不能开门。收藏的东西当然都是心爱之物，是不能随便给别人看的。这好比我们的肾精，藏得越足，我们的本钱就越足。然而，我们发现北京城的北面不但开了门，还开了两个门：安定门、德胜门。

　　其实，这两个门在古代平常是不允许开启的，只有在两种情况下才能开启，而且还不能同时开启。哪两种情况下开启呢？就是在军队出征打仗和得胜归来的时候。明清之际，朝廷出兵都是从德胜门出发，求一个旗开得胜；再自安定门班师回朝，取天下自此安定太平之意（也有出安定门，回德胜门的说法）。这就是说军队要有去有回。所以说，该藏的东西一定要藏得住，万不得已要用的时候，一定要有出有进。

八

《黄帝内经》为什么不说"始终"，而说"终始"

我们中国文化非常强调用词，每个词都要用得非常恰当。《黄帝内经》为什么不说"始终"，而说"终始"呢？就像我们说"左右"，不说"右左"一样。所谓终始，就是看任何事物都要从它前面的那一项看起。

万物的生发、生长、收敛、收藏，它们最根本的"终"是什么？就是冬天，就是收藏。这个冬天的"冬"就是终了的意思。春天为什么叫春天？春就是"蠢"，万物都在蠢蠢欲动，生发之机蠢蠢地就都动起来。夏是"假"也，就是万物都处在放假般的松弛状态，有发散的意思。秋是收敛和成就万物的意思。

所以，有终才能有始，有积精累气的过程，才能有开始。因此，做任何一件事都必须要有终有始。

曲黎敏养生智慧

◆夏天，人体的脾胃是最虚的，消化能力也是最弱的，要吃温热的、宣发的食物。

◆冬天，人体内形成一个内热的格局，这时就可以吃一些滋补类的东西。

——第三章——

饮食养生法

在《黄帝内经》中，只有13个药方，而且都是很简单的方子。它真正的意图，是让我们更多地关注身心的修养，而不要太过分地依赖药物。得病是源于对身体的"过用"，是积劳成疾；健康是一个积精累气的过程，要一点点攒起足够的气和精，才可以供养一生的补给。

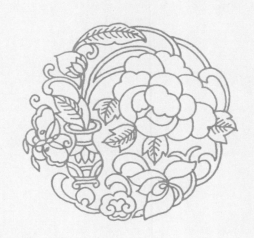

中国古代最有名的医生扁鹊说："安身之本必资于食，救疾之速必凭于药。"天下之大，只有食物是我们每天必需的，所以食物就是百姓的天。《黄帝内经·素问·脏气法时论》中说："毒药攻邪，五谷为养，五果为助，五畜为益，五菜为充，气味和而服之，以补益精气。"这表明，古人对草药和食物的区分是很严格的。

草药是借助于其偏性以攻邪，而食物则注重其气与味的平和来补益精气。如果能够正确地调配食物，不仅可以补益精气，而且还能祛病，这在古代就是医的极高境界，这种医生也叫"食医"。

一

食物和药的区别

中国有句古话是"药补不如食补"。药和食物的区别是什么？古代的药都叫作毒，毒本身就是草。《说文解字》里写道："毒，草往往而生。"就是草生得很浓密。民间有一句话叫作"是药三分毒"，大家一定要清楚这个毒指的是什么。在这里，"毒"指的是药的偏性。食物跟药相比，对于食物我们用的是它的平和之气，而对于药我们用的就是它的偏性。

中药的偏性是什么？就是它独特的气、味、归经。所以，中药非常注重采摘时间。如菊花茶，它生长在秋冬季节，它的气也就是秋天和冬天的气，所以它补的是肾和肺。许多人认为，喝菊花茶败火。败的是哪里的火呢？是肺火？还是肾水的火？还是引起你下巴上长疙瘩的那个火？其实，菊花茶不败火，在所有的花里，只有它独取秋冬收敛收藏之气，如果说别的花走的是升阳的气机，那么它走的就是降气，这才是它的独特之处。

所以，药物采摘的时间就特别重要。在中医里，什么药在什么季节采摘都非常讲究。如果不按照节气去采摘，药效就会受到影响。现在很多药物都是人工种植了，所以药效一定会受影响。中医能否延续下去，与中药的关系很大啊。

药是用来做什么的呢？请大家记住这样的原则：药补不如食补。药是用来"赈灾"的。当人体得了疾病以后，人体的气血供应不足，这时候药就被用来赈灾。但药不可以天天吃，它只是临时赈灾。俗话说，"救急不救贫"，如果生病了，药可以临时地帮助你一把，解决阴阳偏盛或偏虚的问题。虽然说当身体出现问题的时候，可以用药临时来赈灾；但如果元气伤了、没了，那就是拿人参堆着也没用了。

人生病的根本原因是什么？

《黄帝内经》是本奇特的书。它讲得最多的是人为什么得病，而没有更多地讲药物，并且告诉大家：得病的根本原因是没有"法于阴阳，和于术数"。在《黄帝内经》里，只有13个药方，而且都是很简单的方子。它真正的意图，是让我们更多地关注身心的修养，而不要太过分地依赖药物；同时它也启迪我们，健康是一个积精累气的过程，要一点点攒起足够的气和精，才可以供养一生的补给。

《黄帝内经》更重视经脉，它讲十二正经和奇经八脉。奇经八脉，就是储存多余经气的地方，也就是藏元气的地方。在所有的中药书里，没有一味药入奇经八脉。也就是说，没有一味药可以补元气。只有食物可以补益元气，天天能吃的东西才可以补益我们的身体。所以，身体健康的基础，需要依靠每天的科学进餐。

二

吃对食物不生病

中国是一个非常重视饮食文化的国家。在中医看来，最高明的医生应该是食医。中医里认为：五谷为养，五果为助，五畜为益，五菜为充。这些概念是什么意思呢？五谷，就是指粮食，指黍、菽、小米、大米和小麦这五种东西，它们都是养生的最重要的食物。

春天养生吃五谷杂粮

春天应该吃什么呢？春天是人体储存的"精"发散的时节，所以，在中国古代，人们认为春天最好注重粮食。为什么注重粮食呢？因为粮食是"精"，虽然春天并不产生新的粮食，但这时的粮食是头一年的种子，而种子都是具有生发之机的。种子都可以发芽，所以春天的养生特别注重吃粮食。

夏天养生吃羹剂

在《周礼·天官·医师章》里面提到夏天我们应该吃的是羹剂。为什么要吃羹剂呢？因为夏天我们的阳气全都浮越在外，五脏里最为空虚，这个时候任何滋腻的、味道重的东西对于我们的脾胃来说都是难以消化的。所以，哪怕吃肉都要切成很碎的末，或煮成羹来吃，这样既好消化，又能补充夏天因汗太多造成的体液流失。南方人饭前习惯先喝汤，也是这个道理。

秋天养生吃酱剂

　　到了秋天，应该吃什么呢？在《周礼》中记载，古人在秋天是比较注重食用酱剂的。因为秋天正好是万物生长和成熟的季节，酱剂也就是大酱、辣酱之类的东西，都是发酵的东西，是有利于消化的。秋天的食物比较丰盛，自然要进食一些味道厚重的东西。在这样的季节吃酱剂，有利于发酵和吸收。

冬天养生吃饮剂

　　而到了冬天，古代人是比较注重饮剂的。因为冬天人的阳气全都内收，再加上吃得多、吃得好，活动又比较少，这时可以饮一些淡酒，可以达到通经脉、化湿滞的作用。同时，由于冬天我们的阳气全都内收，所以皮毛、体表就容易受凉，比较容易感冒，所以饮一些淡酒还可以取暖驱寒。

四季食疗养生法

季节	气候特色	宜食	代表食物
春天	春天具有生发之机	粮食	五谷杂粮
夏天	夏天阳气全都浮越在外	羹剂	吃肉最好都要切成很碎的末，或煮成羹汤来吃
秋天	秋天是万物生长和成熟的季节	酱剂	大酱、辣酱之类都是发酵的东西
冬天	冬天阳气全都内收，皮、毛、体表容易受凉	饮剂	淡酒

三

中国人的饮食习惯

首先，中国人是以纤维性食物为主的，用筷子来吃饭。而西方人起于游牧民族，以食肉为主，他们使用刀叉。中医里讲："鱼生火，肉生痰。"由于食肉的原因，西方人喜欢通过喝大量的冷水来化胃中的燥火，久而久之，在他们的体内慢慢地就会形成湿气，身体容易变得壮大和肥胖，这些现象都是跟饮食习惯相关联的。而中国人并不鼓励年轻人多吃肉，肉虽然可以补精血，但它只会增加人的好斗性，不会让人更智慧；而且容易让人早熟，并引发性欲。

饭该怎么吃？

我们该怎么吃饭呢？看看牙齿就明白了！前面的一排牙叫"齿"，有切割食物的作用；犬齿只有一对，是撕肉用的；后面的叫"牙"，是用来磨食谷物的。看看它们各占的比重，就知道谷物、植物以及肉在我们食谱中理应占的比重了。所以一定是谷物最多、最基本，其次是蔬菜类，最后最少的才是肉类。

我们每天应该怎么吃？

早晨多吃。因为上午阳气足，人体也同样，早晨 7 点到 9 点是胃经当令，9点到11点是脾经当令，在脾胃最活跃时多吃饭，不但对身体无害，而且不会发胖。

中午吃好。因为午饭后正是小肠经当令，主吸收营养，所谓吃好就是饭菜要有五谷、五菜、五畜、五果，东西种类越多，营养越充分。

晚上吃少。一是下午天地为阴气所主，不容易消化吸收，吃多了会给肠胃增加负担；二是晚上吃多了还会影响睡眠，因为人就活一口气，吃多了，脾胃就夺气，就无法上输于脑，脑精血不足，就不能睡踏实觉。

使用筷子、走路都有阴阳之道

筷子体现了中华传统文化的阴阳之道。两根筷子，就是一阴一阳。在你用筷子的时候，动的那根筷子就为阳，不动的那根就为阴。所以，这就叫作"道，百姓日用而不知"。如果刻意地去讲阴阳，别人不见得能懂。可是每天使筷子，甚至包括走路，都是包含阴阳之道的。

走路的时候，我们抬起的那只脚就为阳，落下的那只脚就为阴。在你往前走的时候，阳最终要转化成阴，阴最终要转化成阳。这些"道"，我们每天都在用，但是我们可能并不懂得其中的道理。总之，有一点是非常关键的，那就是我们不可以背道而驰，不可以违背道的法则去做事。

为什么中国人吃饭用圆桌？

其次，中国古代的饮食文化是比较讲究和谐圆融的，吃饭时大多用圆桌。这是因为圆桌有团圆、其乐融融之意，一家人欢聚一起，彼此间感觉亲切。古人认为，进食是人类最放松的时刻，我们在吃饭的时候，应该保持一个放松和愉快的心态。这是我们中国饮食文化的一个特点。

所以，大家在吃饭的时候，第一，不能求快。吃饭太快，实际上是把牙齿唾液对食物的研磨作用直接丢给了脾胃，无形中增加了脾胃的负担。第二，最好少说话，不说话。因为祸从口出，一口气噎住了更不好。那种在吃饭时谈工作的习惯更有问题，对脾胃的伤害更大。第三，不要在饭桌上指责小孩子，不要老去催促孩子"你快吃，快吃，快吃"。这样对他将来的生活习惯和脾胃都会有很坏的影响。

中国的饮食文化偏喜社稷

什么叫社稷呢？"社"是古代的土神，"稷"是古代的谷神。这是什么意思呢？传统的饮食文化鼓励大家去喝小米粥，而不是去喝牛奶。对于刚刚生完孩子的母亲，最佳的营养品一定是小米粥。为什么呢？牛奶泼在地上可是什么都长不出来啊！而小米虽然粒很小，但它是种子，是可以发芽的。所以说，中国人非常注重食物的这种生发的特性。

四

《黄帝内经》的饮食之道

《黄帝内经》的饮食之道就在几句话，《素问·脏气法时论》中说："毒药攻邪，五谷为养，五果为助，五畜为益，五菜为充，气味和而服之，以补益精气。"

五谷为养

五谷即主食，包括小米、小麦（面）、大米、黍、菽（豆类）。

小米：**天下万物中最养人的应为小米**。小米属于种子，而牛奶等属于衍生物，种子种下去可以收获无数。且小米为黄色，可以入脾，补脾效果最好；小米很养人，但也容易使人发胖，在山西、陕西等地，小米吃得多，所以大多数女人能够丰乳肥臀。

小麦：古语言"冬至饺子夏至面"。小麦冬种夏收，得气多多，面食补心气第一，属于热性，夏天可以多食，因为夏天人们心火外泄得厉害，所以应该多吃面食，可以强壮人体。

大米：偏凉性，晚上可以服用，以清凉顺气。可见，早晨起来喝小米粥，晚上喝大米白粥为宜。

黍：黍为黏米，热性更足，难以消化，过去穷人或长途跋涉的人会多食黏米糕，因为不容易饿。

菽（豆类）：豆类可以补精髓。冬天属收藏，可以多食用。在豆类中，黑豆最为养人。古人云"豆令人重"，但重是重在骨髓，不是发胖。

五畜为益

五畜是指鸡、鸭、羊、狗、猪。中国古代强调老人才可以吃肉，因为肉可以长人的勇气，但不能开人的智慧；古人不提倡年轻人吃肉，还因为吃肉容易生性欲。

冬至时，我们可吃当归生姜羊肉汤，当归补血，生姜羊肉温热，为大补。

羊、牛、鸡属火性，应该炖食，如北方的小鸡炖蘑菇。小鸡阳性，蘑菇阴性，阴阳和合比较科学。在西方，鸡多是烤食，这样更增加了鸡的火热之性，反而不科学。

鸭子应该烤食，因为鸭子属寒性，同时加葱、姜、蒜等辛散之物可以化肉食。有人问南方的一道名菜——"虫草煲老鸭汤"是否合理？其实，老鸭好比更年期后的鸭，性征已经不明显，所以如此吃法并无不当。

现在吃素的人越来越多，吃素的人一般还忌讳吃葱、姜、蒜、香菜等，这是因为葱、姜、蒜、香菜等为辛散之物，可以化肉食，既然不吃肉食了，自然不必吃这些东西了。而肉食者则一定要多吃葱、姜、蒜等物，最好还要喝点温热的酒，或者喝些大麦茶等，因为大麦茶可以去积食，平胀气，壮血脉，化谷食，止渴暖胃。

肉食还包括鱼虾蟹类的东西，这些都偏于寒性，吃它们时尤其有讲究。首先这些东西最好是熟吃，生吃最好用酒浸过，并伴随着温酒和芥末类的东西才好消化。其次，吃鱼虾蟹类的东西时，不可以喝碳酸饮料和冰啤酒，碳酸饮料喝多了容易胀气；啤酒就羊肉，一凉一热，容易得消化道疾病；啤酒就海鲜就是两寒，容易诱发痛风。那喝什么呢，喝温热的黄酒，或者大麦茶。有人说，那就没什么乐趣和刺激了，一口冰啤一口海鲜多爽啊，是啊，等百病缠身就不爽啦。

五菜为充

现在很多想减肥的人就把菜当作主食来吃，这是完全不对的。因为古人认为五菜是粮食饥荒时的补充食品，菜只是一种补益，"五菜为充"，就是说菜只不过是作为主食的一种补充而存在的，所以不能把菜当主食来吃。菜又称为"蔬"，蔬，"疏也"，可以疏通气机。所以，菜不可以切得太碎，它的纤维性是个宝，慢慢咀嚼对人也有益处。

五果为助

现在一些女性有一个误区认为只吃水果可以减肥，其实水果不能减肥反而能够增加人的体重。

水果长得滋润，胖胖的都是为了滋养里面的核，核是种子，要是核也好吃的话，就早被人吃光了，所以核不好吃，甚至有点小毒，有毒都是为了自保啊，就如同好看的玫瑰要有刺一样……这就是大自然的奇妙啊。

所有的水果都是为了滋养核而存在，所以吃水果可以滋润人的皮肤但不能减肥。水果中，桃子性温热，宜多食；葡萄性凉，应该少吃。榛子等坚果是种子，对身体非常有好处，但身体弱、元气虚的人一吃这些能量大的东西就过敏，因为要多调元气上来消化它们啊，所以过敏反应又是人体自保功能的一个表现。

五

孔子的 12 个饮食观

食不厌精，脍不厌细，食饐而餲，鱼馁而肉败，不食。色恶，不食。臭恶，不食。失饪，不食。不时，不食。割不正，不食。不得其酱，不食。肉虽多，不使胜食气。唯酒无量，不及乱。沽酒市脯，不食。不撤姜食，不多食。……食不语。

孔子的饮食观

● 食不厌精，脍不厌细

孔子曾经说："食不厌精。"这是什么意思呢？就是说，吃东西一定要吃精致、美味、可口的食物。所谓"脍不厌细"，就是要把肉切成很细的丝，这样才有助于消化。

古人认为，肉食类的东西营养价值很高，对人体有一种补益和补精血的作用，但不容易消化，只有酒、葱、姜、蒜等可以化肉食，现在人还用大麦茶等化肉食，所以肉类的东西切得越细越好。人到老年以后，精血不足，就可以多食用一些肉类的东西来补益身体。

● 食饐而餲，鱼馁而肉败，不食。色恶，不食。臭恶，不食

"食饐而餲，鱼馁而肉败，不食"，这就是说腐烂、变质的食物

是不允许吃的。"色恶，不食"，意思是，食物的颜色不对的也不要吃；"臭恶，不食"，就是说，味道变坏，变质的食物也不能吃。对现代人来说，最好不吃隔夜的饭菜，少吃冰箱里拿出的剩食。

● 失饪，不食

"失饪，不食"，烹调手法不对的也不能吃。为什么这样讲呢？比如说鸡，鸡是属于火性的，如果烤着吃的话，就属于"失饪"。你没有因循这个东西的本性去烹调它，烤它就会增加它发散的力量，这就叫失饪，这对人体会造成一定的损害。

而鸭子，就一定要去烤它，因为它本身属于寒性。烤寒性的东西，等于把它的寒凉的性质去掉一些，然后取其平补之性。其实，食物都有自己的本性，忤逆了它的本性做出的食品就叫垃圾食品。这种食品是不能吃的。

● 不时，不食

"不时，不食"。这是什么意思呢？就是不按季节、不按节气上市销售的东西不要吃。比如冬天吃西瓜，在古代人看来就是不守时令。古人强调一定要吃应季的食品。所谓应季的食品，就是食物得节气之气。所以，"不时，不食"就意味着一定要按照时节去吃，这样才能得其气。

● 割不正，不食

孔子还说"割不正，不食"，意思是在烹饪的过程当中，如果切割食物的方法不对，也不要吃。表面看来，好像是孔子对厨师的要求太高了、太挑剔了，实际上这正是圣人看问题的独到之处。孔子认为，如果一个厨师在烹饪的过程当中，连正确的切割方法都做不到的话，那么他做别的事情一定很不保险，很可能会出错。比如说，食物应该切成方块，如果厨师切得乱七八糟，那么他做别的事也不会让人信任，也许他会把盐放多，或者会放错。

孔子是非常注重当下的，一切行为都要看现在是怎么做的。怎样做的，就代表你思想上是怎么想的。所以，按照圣人的说法：做人一定要精粹，这都是对人性、人格和人生态度的一种要求。

● 不得其酱，不食

什么是"不得其酱，不食"？古人吃饭讲究不同的季节要配不同的酱，如果配伍不当的话，也不可以食用。这就涉及一个配伍的问题。其实，中药的配伍在很大程度上源于食物的配伍。

在中国，最早撰写有关医药方面的书的人是伊尹，他就是殷王商汤的厨师。中国第一本关于中药配伍的书，不仅仅是一本关于中药的书，也是一本关于饮食的书。因为中药和饮食都是讲究配伍的。所以说，"不得其酱，不食"，指的就是食物配伍要恰当。

● 肉虽多，不使胜食气

"肉虽多，不使胜食气"，这句话的意思是，即便吃很多肉，肉的量也不可以代替和超过主食。中国古代人把馒头、米饭一类的食物叫主食，他们认为主食才是日常养生的一个很重要的东西。因为主食是谷物类的，所以它叫作"五谷为养"，这是养生的要点。

● 唯酒无量，不及乱

"唯酒无量，不及乱"，这个酒就是现在的醪糟。醪糟可以多吃，但有一个原则，就是"不及乱"，不要让自己喝醉了而做出一些非理性的事情。像醪糟这类东西，妇女可以多吃。为什么呢？因为醪糟是大补气血的。

● 沽酒市脯，不食

"沽酒市脯，不食"，买的酒不要喝，从市场上买回来的肉脯也不要吃。圣人有先见之明，说市场上买的酒和肉脯就不要吃了。因为商人都是求利的，求利的思想会影响他对食物的制作要求。

● 不撤姜食

"不撤姜食"，古人是非常鼓励吃姜的。"冬吃萝卜夏吃姜，不用医生开药方。"就是说冬天一定要吃萝卜，夏天一定要吃姜。

古代人还有一句话是"上床萝卜下床姜"。这是什么意思呢？"上床萝卜"就是指在晚饭时应该多吃萝卜，因为萝卜是顺气的，它能够增强人的消化吸收能力，让人夜里能有一个很好的睡眠。"下床姜"，就是当人起床以后，可以吃一些姜类的东西。在中医里，生姜经常是用来入药的，它是助阳的，助生发的。你起床之后是要做事，要工作的，所以可以吃一些姜来使你的阳气更加振奋。

● 不多食

还有一句叫作"不多食"，这是对我们饮食的一个基本要求。一般而言，我们吃饭只要七八分饱就可以了，如果你吃得太多，就会加重脾胃的负担。当胃的负担加重的时候，就会夺心的气。

中医认为，火生土，心为火，为母；脾胃为土，为子。如果胃的负担特别重，气不足，消化它的力量不够，"儿子"就会到"妈妈"那儿去要气，脾胃就向心要气，这就叫"子盗母气"。所以我们吃得太多的时候，往往会导致心脏的不舒服。

特别在过节的时候，我们往往会暴饮暴食。过节时，儿女都回来了，老人本来就很高兴，心过喜则心气涣散，一高兴就耗了心气，气就有点外散，如果这个时候再暴饮暴食，就会一下子"子盗母气"，对心脏的损害很大，老人就容易犯心脏病。所以，暴饮暴食表面上损伤的是脾胃，实际上损伤的是心肺，所以圣人要求"不多食"。

● 食不语

最后一点就是"食不语"。吃饭的时候，不要多说话。如果吃饭的时候多语、谈笑的话，就会造成很多危险的状况。比如小孩子就有可能会被饭噎住，这是不安全的。所以孔子认为：通过饮食能看出一个人对人生的态度，还能看出方方面面的问题。

孔子对"斋"是很慎重的，"斋"有斋戒之意，同时也有吃饭的意思。在斋戒和祭祀的时候要懂礼，宁可不说话，也不要胡说话。可是我们现在去拜庙，进了庙以后，对哪个佛都说"保佑我，保佑我多发财"。其实，即便是佛，也是各自有不同的职能的。对不同的佛，你应该说不同的话。比如说，在佛学里面，有一个佛是药师佛，那么你对药师佛的那种企盼就应该是和身体方面有关的。

孔子对疾病也非常慎重，从不乱服药，他认为药不是治百病的。现在很多人认为，花钱可以买健康。这种想法是完全错误的。花钱是买不来健康的。中医的一个原则就是自己的健康自己来做主，任何疾病都跟自己的身心密切相关。你不好好吃饭，会造成疾病；你不好好睡觉，也会造成疾病；你乱发脾气，那就更糟了。

为什么说疾病跟心还有关系呢？在临床上有过一个这样的病人：她瘫痪了，不管怎么治疗就是治不好。什么原因呢？原来，她觉得丈夫一辈子都没有关心过自己，瘫痪后，她丈夫天天伺候着她，她一生没有体会到的温暖在生病时体会到了，她很贪婪地享受着这种照顾带来的稳定感和幸福感，所以她的内心深处是根本不想把病治好。从某种程度上来说，她的病实际上是心理瘫痪症。

还有，现在小孩子也是这样，有了病反而不想好。小孩子觉得父母平时不关心自己，突然发了一次烧，父母就全围在他身边嘘寒问暖。他不想让自己的病赶快好，这样的话，父母就会长期待在自己身边。所以，得病不仅是我们生理上的一种反应，而且还可能是我们心理上的一种反应。

六

不同节气的进补

前面已经提到了"不时不食",那么在日常生活当中,到底有几个重要的节气是讲究进补的呢?

冬至应该吃什么?

第一个重要的节气是冬至。冬至就类似于一天当中的子时,在这个时候是一阳生,即阳气开始生发起来了。那么我们该吃什么呢?关于这个问题是众说纷纭。

一种观点认为,冬至应该吃当归生姜羊肉汤。因为冬至意味着最寒冷的时节到了,天地一派阴霾之气,所以鼓励吃当归生姜羊肉汤这些升阳的东西。另外一种观点认为,冬至应该吃老鸭汤。因为这个时候阳气已经开始生发了,而鸭子虽是阴性的,但老鸭基本属于更年期后的鸭,其阴阳属性是平和的,所以要想平抑阳气的话就应该吃老鸭汤。

其实,这两种方法完全可以根据具体时间进行变通。中国的节气非常准确,时间可以精确到几点几分。所以,在冬至前要补阳的话,就可以吃当归生姜羊肉汤。假如冬至是下午4点钟的话,那么你中午饭就可以吃当归(20克)生姜(10片)羊肉(500克),煮3小时左右,少放盐,只喝汤即可。如果是下午4点钟以后冬至已经到来了,一阳已经升起了,这个时候可以吃鸭子,最好是虫草鸭架汤。

冬天是可以进补的，因为冬天的热全在体内，可以把一些很不容易消化的东西都消化掉，所以这时候就可以喝鸭汤，但鸭汤一定要清淡。

同时，我们还可以做一些身体方面的辅助治疗。比如，可以买艾条来熏神阙穴（肚脐）的四周。神阙穴是连接我们先天、后天的一个根本性的穴位。在冬至的前后四天和冬至那天熏神阙穴，对身体是很有好处的。

为什么要喝腊八粥呢？

过了冬至以后，有一个节叫腊八，中国古人非常强调喝腊八粥。为什么要喝腊八粥呢？腊八粥里边几乎包含了所有的五谷，包括大豆、小豆、大米、小米，另外还有红枣、桂圆之类的东西。冬天的时令是与我们人体的肾脏相对应的，而豆类的东西从外形看很像肾，所以中医认为豆类是入肾的。"豆令人重"，豆类实际上是补精髓的，精髓多了人体就重，所以一定要喝腊八粥。

另外，腊八这个时候还是深冬，没有新的粮食产生，这个时候我们吃的几乎全是种子的精华。还有一种现象：过去有钱人家会在腊八的时候施粥给穷人。这意味着不仅要强壮自己的身体，也要让劳动者强壮起来，好让他们在来年开春时有力量去劳作。

立春为什么要吃春饼？

在立春的时节，我们要吃春饼，也叫"咬春"。春饼里边都是哪些东西呢？基本上就是韭菜、豆芽、鸡蛋等东西。为何要吃这些东西呢？因为它们都是发物，有助于春天的生发之机。

我们了解了这些知识以后，吃也就吃得明白了，活也就活得明白了，生了病也明白是怎么回事了。

过节时，人们应该怎么吃？

中国人喜欢过节，过节意味着欢天喜地，意味着合家团聚。可"过节"这两个字的原始意味大家却可能不甚了解。从民俗学上讲，"年"是一个大怪兽，所以人们要放鞭炮、点明火、睁着眼睛守岁来驱魔迎新。

其实，"节"本指竹节，它的双层意思就是既有"连通"又有"纠结"，所以，"节"应在气候上有"节气"；应在人体上有"关节"；应在人情上有"过节"；应在人事上有"过春节"和"中秋节"，等等。

天地之气通与不通重在"节气"，人体之气通与不通重在"关节"，人情通与不通重在"心结"，所以中国人过节时常常吃些有意思的东西，比如说饺子，它不单是交"子时"的意思，而是把许多东西都搅拌在一起，让人们混混沌沌地把这些纠结走过去，毕竟太较真了没什么意思……

那么，过节时人们应该怎么吃呢？第一，不可多吃。过节主要是图个乐活，这些"节"都是难过去的沟沟坎坎，大家聚在一起，"心结"没了，外头的那些难熬的时节也就算不得什么了。第二，老人不可总打扫剩菜剩饭，不可以勉强自己非要吃那些吃不下的东西，吃多了，容易引发老人的心脏病。

七

人参为什么补气

中国古语说"一方水土养一方人"。动植物都是依据其所在的水土而成就其性味的。其中，秉受阳气多的呈阳性，秉受阴气多的呈阴性，但真正要分辨它们的形色气味，却要下一番苦功夫。

我们来分析一下人参的形色气味。有人说它补气属阳，有人说它生津属阴。到底它属阳，还是属阴呢？

大家都知道，人参一般产于东北和朝鲜半岛的树林阴湿之地，所以它首先秉受的是水阴润泽之气，在味上偏苦甘

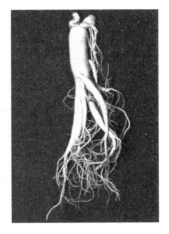

人参

而有汁液；可它偏偏又长出三个枝杈和五片叶子，而古人认为"三""五"是阳数，所以人参又是至阴之地的至阳之物，当属阴中之阳，这就是它之所以珍贵的地方。

北方属水，人参正像那水中的一点真阳。中医认为肾和膀胱属水，也正是因这一点真阳而有气化之力，所以人参因秉水中阳气而与人体气化之性相合，故而能补气。

八
食物的偏性

酸走筋，辛走气，苦走血，咸走骨，甘走肉。

病在筋，无食酸；病在气，无食辛；病在骨，无食咸；病在血，无食苦；病在肉，无食甘。

食物基本上由四类组成，即谷、果、畜、菜。中医认为，真正的食物是这四者的匹配，其中每一类又都暗含五方和五时，这样就大大扩展了食物的性味，凸显了食物和而不偏的性质。

比如鱼虾出于东海之滨，生发之气偏盛，对患有疮疖的人来说就是"发物"。牛羊多产于西北，有收敛收藏的气性，故而营养丰富，但年轻人不可多食，多食则不易代谢，易性情粗暴、性欲旺盛；老年人多食血肉之品，则可以补益精血。

在谷物方面，中国北方人多食面，南方人多食米。面甘温入脾，可以润肌肤，厚肠胃，但也易于壅气，助湿；米甘咸微凉，可以除烦渴，固胃开胃。

五脏各有所喜

中医认为：五脏各有所喜。比如说，肝宜甘，因为甘味可以缓释肝气的劲急；心宜酸，因为酸味可以收敛心火；肺宜苦，因为苦味可以助肺气肃降；脾宜咸，因为咸味可以使脾不会运化过度；肾宜辛，因为辛味可以宣散和提升肾水之阳气。

上面说五脏各有所喜，而食物也是有偏性的。那么食物的偏性讲的是什么呢？

酸走筋。酸类的东西是走筋的，走肝的。如果你病在筋或得了肝病，则"无食酸"。因为酸是主收敛的，太收敛则肝气不能生发，所以，得了肝病以后就要少吃一些酸类的东西。

辛走气。辛类的东西是走气的。肺主气，我们一吃辣的东西，就会打喷嚏，流鼻涕，流眼泪，如果病在气，就"无食辛"，意思是说如果你得肺病了，就不要多吃辛辣的东西，以防过度耗散。

苦走血。苦味的东西是走血的，即走心。到夏天的时候，我们都强调大家要多吃一些苦瓜，目的就是让心火不要太外散。这是从食补的角度去讲的。"病在血，无食苦"，如果病在心的上面，就少吃一些苦的东西，让心可以生发一下，心血可以散一下。

咸走骨。咸类的东西是走骨的，走骨就是走肾。五脏好比五兄弟，元气就好比是五脏的父母，平时，元气居住在老大家里，也就是藏在肾里边。所以，吃盐最容易调我们的元气。

现在大家都喜欢吃味道浓的、辣的东西，这都是脾胃虚弱的表现，实际上都是在调元气。所以，吃麻、辣、烫的东西，就可以把元气调上来，让人显得很有精神。"病在骨，无食咸"，意思是，如果病在骨头上，就不要吃太咸的东西，不要过分地调元气，这样才能把骨养住，把肾给养住。

甘走肉。甜味的东西走肉，走脾胃。像小孩子爱吃糖，就是因为他脾虚。"病在脾，无食肉"，如果病在脾胃，就不要吃太多甘类的东西，不要吃滋腻的东西，因为滋腻的东西会让脾增加代谢负担，使脾更加疲劳。

九

五味过度会对人体造成伤害

多食咸，则脉凝泣而变色；多食苦，则皮槁而毛拔；多食辛，则筋急而爪枯；多食酸，则肉胝䐡而唇揭；多食甘，则骨痛而发落，此五味之所伤也。

多食咸，则脉凝泣而变色。所谓脉，就是指血。这句话的意思是，如果吃太多咸味的东西，就会抑制血的生发。抑制血的生发，就会使血脉逐渐凝聚，那么脸就会变黑。

多食苦，则皮槁而毛拔。多吃苦的东西，我们的皮肤就会枯槁，毛发就会脱落。因为肺主皮毛，苦主降。如果多吃苦味的东西，肺气就不容易宣发。肺气调不上来，就滋润不到我们的皮毛。所以，我们的皮毛就会出现干枯萎缩的现象。

多食辛，则筋急而爪枯。多吃辛辣的东西，就会燥干了筋的液，影响了筋的弹性，手爪就会干枯。《黄帝内经》里说得很清楚，肝在变动为握，意思是说肝病是否严重，就看身体的筋如何。所谓筋指的就是身体当中一切有弹性的东西，比如血管、肛门括约肌、子宫……如果这些地方出现病变，那就说明肝存在严重的问题，所以要少吃辛类的东西。

多食酸，则肉胝䐡而唇揭。酸主收敛，大量食用酸味的东西，会使肝气的生发受到抑制，从而抑制脾土，脾运化不出新的精，使肌肉角质变厚而嘴唇外翻。

多食甘，则骨痛而发落。甘为中土之味，而脾土克肾水。由于甘类的东西是涣散的，所以多吃甘会影响肾的收敛功能。头发是否滋润、乌黑和浓密，这些都和肾的收敛气机有关。因此，多吃甘也会造成头发脱落，因为它的收敛气机减弱了。

以上情况都属于五味过度对我们身体的伤害。

十

《伤寒论》第一方——桂枝汤

中药非常讲究"君臣佐使"。所谓君臣佐使，有点类似于"五谷为养"的说法，意思就是，它是有主次的。五谷在食物里肯定排在第一位，但在所有的药里，"君药"是最关键的一味药，而臣是辅佐和帮助君王的。

群方之首——桂枝汤

在《伤寒论》里，有一个药方叫桂枝汤。这个药方是《伤寒论》里的第一方，也叫作群方之首。当我们身患感冒，出现发烧、头痛、脖子僵硬、怕冷、身上微汗等症状时，我们就要喝这服汤药。这服汤药是由五味药组成的：桂枝、白芍、甘草、生姜、大枣。这实际上就是伊尹《汤液》里的小阳旦汤，它是用于感冒发烧刚刚开始时的一个药方。这个方子非常有效，若用对了，感冒可一剂而愈。

在这个药方里，桂枝就是君药。桂枝一般取桂树枝的梢头。中药的药性是非常有意思的，它也因循着取象比类的原则。当你太阳病初起时，就是刚刚发烧的时候，你的病都在表层。树梢是阳气生发最旺的地方，我们用桂枝做君药就是取它生发的功效。再比如，大家都喜欢食用鹿茸来进补，这也是相同的道理。因为鹿只在春天的时候才长角，所以它的角是生发之机最为旺盛的地方。感冒初起，病在表，用桂枝做君药，就是取它生发的功效去驱散你身体受到的寒，这是解表的药。

为什么桂枝要去皮？

在《伤寒论》里，张仲景还特意在"桂枝"旁边注了两个小字"去皮"。为什么桂枝要去皮呢？大家知道中药里的皮都有一个特性——主收敛。皮都是主包裹、主收敛的。我们既然是要取桂枝的生发之效，就要把它收敛的特性去掉，让它全方位地生发。现在我们去买桂枝，很少有人给你去皮，所以要想药效更好的话，就可以用小刀把桂枝的皮去掉。

在这个药方里，白芍、甘草、生姜、大枣都是佐使。白芍是根茎，中药里凡是根茎类的东西都主里、主根本。虽然感冒发烧病在表，但我们也一定要固住自己的根本，别让里面受过多的伤害，里面充足了才可以把邪气往外赶。

中医认为感冒发烧不是因为别的，就是邪气把自身的气机改变了。所以，要想让病赶快好，就得把邪气赶出去。再者，百姓言，"没有内火，不感外寒"，感冒有时与我们内心的焦虑有很大关联，心里一急，气就往里走，人的体表就虚了，再一着邪风，人就感冒了，所以白芍在这里还有平肝火的效验。

甘草是主中焦的，入脾，是补脾胃的。中医里说脾胃是后天之本，桂枝散了表，白芍固了里，同时还需要甘草来固住脾胃。如果没有固住脾胃，表寒也容易入里。

生姜是主散的，也助阳。生姜在这里也是叫佐使，之所以用生姜，主要怕桂枝的生发之机不够，不足以把体内的寒拱出去，因此用生姜来辅助桂枝，一起把寒气往外拱。

为什么要囫囵吞枣？

大枣入脾胃，在桂枝汤里，大枣是帮助甘草来固摄脾胃的，也是佐使。

我们中国有个成语叫"囫囵吞枣"。为什么要囫囵吞枣呢？中医认为土克水，土为脾，水为肾。枣是甘类的东西，它入脾胃。牙是肾的外现，如果枣吃多了的话，那么就等于"土"侵蚀牙齿，牙齿就会坏掉。别看牙齿是非常密固的，但它很怕甘类的东西。因为甘类的东西主散，而最密固、最具收敛气机的东西就怕散。所以，吃枣时要把枣子切成小块，要囫囵吞枣地吞下，不要经过牙齿，这是吃枣子的一个要诀。

张仲景在"大枣"旁边也注了一个字"擘"，也就是切开，把大枣的皮给掰裂的意思。这是为什么呢？因为皮是主包裹、主收敛的，而在这个方子里我们取的是枣的中土之性，即取它入脾胃的部分。因为大枣的肉是黄色的，而中医里讲，凡是黄色的东西都入脾，所以得把大枣掰开。实际上，用的是枣肉的濡润之性。当有大夫给你开这个药方的时候，一定要记得把大枣掰开或切开。

曲黎敏养生智慧

◆吃饭的时候，不要多说话。

◆参透吃喝这点事，也能参透人生呢。

◆不按季节、不按节气上市销售的食物不要吃。

◆春和夏都要夜卧早起，到了秋天就要早卧早起。

◆吃饭只要七八分饱就可以，吃得太多会加重脾胃的负担。

◆如果能够正确地调配食物，不仅可以补益精气，而且也能祛病。

◆得病是积劳成疾，身体恢复要积精累气。把这事弄明白了，好多事都好说了。

◆进食是人类最放松的时刻，我们在吃饭时，应该保持一个放松和愉快的心情。

◆草药是借助于其偏性以攻邪，而食物则注重其气与味的平和来补益精气。

◆没有一味药可以补元气，只有食物可以补益元气，天天能吃的东西才可以补益我们的身体。

第四章

四季养生法

《黄帝内经》中讲的春天，不是单纯的春天的概念。春天只是一个比喻，比喻人生命的初始，比喻万事万物的开端，比喻人的青春。所有事物的开端都可以从春三月开始，把这段话弄明白了，生活也就弄明白了。

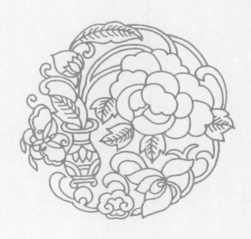

一
四气调神大论

《四气调神大论》是《黄帝内经》的第二篇文章。文章注重的一个是气的问题，一个是调神的问题。而这两者依准的仍然是《黄帝内经》的养生原则，就是因天之序，顺应四时，顺应东南西北，顺应春生、夏长、秋收、冬藏的要则。

《黄帝内经》中为什么不说"四季调神大论"，而是说"四气调神大论"呢？四气到底指的是什么呢？实际上就是指跟四季相关的气。在《黄帝内经》里，黄帝曾经问过他的老师岐伯，到底什么是气。岐伯在回答的时候非常为难，他告诉黄帝"此上帝所秘，先师传之"，意思是，这是不让外传的东西，岐伯要求黄帝斋戒几日才告诉他。黄帝斋戒几日后，岐伯告诉黄帝：五日谓之候，三候谓之气，六气谓之时，四时谓之岁。

什么叫作"候"呢？

什么叫"候"呢？实际上"候"就是物候的一个表现。"五日谓之候"，意思是有形的事物一般五天会出现一个变化，那么到了三五一十五天的时候，天地自然之气就会出现一次转换。春天是生发之机，秋天是收敛之机，人要想养生的话，就必须跟上它们的节奏。如果春天的气全都生发起来了，身体的气机还没有生发起来，人就会得病。如果到了秋天，气都开始收敛了，而这时候人没开始收敛，跟不上秋天的气，也会得病。实际上，这就是中医里所谓的"天人合一"。

大家不要将"气"理解为呼吸之气。古人所说的气是在讲节气，也就是二十四节气。一年分二十四个节气，一季占六个节气。在《四气调神大论》里，不是单纯地说一个春夏秋冬的概念，而是告诉你在春夏秋冬里，气是在不断地发生着变化（生发、生长、收敛、收藏都是气的表现）。当这种变化发生时，人的身体和情志就要跟上这个变化，这样才可以养生。

什么叫作"化"呢？

下面我们来讲讲"化"。所谓"化"就是这四气分别积累到一定程度，就会发生变化，"化"的最高境界就是在起承转合当中不留痕迹，也就是《易经·乾卦》里的"用九"："见群龙无首，吉。""化"就是把生发、生长、收敛、收藏全都包括在内，这和我们讲过的东西南北、春夏秋冬是一样的。我们都是按照这个顺序去生存和生活的。

● 为什么说四合院最适合居住？

比如，我们最喜欢的一种居住方式是什么？虽然现在绝大多数人都喜欢住楼房，但拿过去老人的话说，都接不着地气。过去人们认为风水是很重要的，所以最佳的生活环境就是四合院。为什么？因为四合院里包含了生发、生长、收敛和收藏。

● 为什么四合院的门朝南开？

四合院的门一般朝南开，最好在东南向巽宫上，因为巽为风，风是万物生发的媒介,所以开在这个方向生机最旺。门是出入之所,要是门内立个影壁就更好了,它一方面使里面的气缓慢生发,一方面可以挡挡外来的煞气。

东边是主生发的,所以孩子们一般住东边。西边是主收敛的,所以老人一般住西边。正当壮年的人住正房,坐北朝南,因为只有北方肾精足了,才可以照顾家里的老和少。这就是《易经》所说的"用九":"见群龙无首,吉。"这样才吉祥,这样生活才会如意。做一个企业也一样,企业中生发、生长、收敛、收藏全有了,发展就没问题,作为管理者的你就达到了无为的境界。

四季养生守则

季节	春季	夏季	秋季	冬季
守则	春生 春季为阳主生	夏长 夏季为阳主长	秋收 秋季为阴主收	冬藏 冬季为阴主藏
违逆的现象	逆春气则 少阳不生	逆夏气则 太阳不长	逆秋气则 太阴不收	逆冬气则 少阴不藏
影响后果	肝气内变	心气内洞	肺气焦满	肾气独沉

四季及二十四节气对应表

季节 节气	春天			夏天			秋天			冬天		
节	立春	惊蛰	清明	立夏	芒种	小暑	立秋	白露	寒露	立冬	大雪	小寒
气	雨水	春分	谷雨	小满	夏至	大暑	处暑	秋分	霜降	小雪	冬至	大寒

二

春天养生法

春三月，此谓发陈。天地俱生，万物以荣。夜卧早起，广步于庭，被发缓形，以使志生。生而勿杀，予而勿夺，赏而勿罚。此春气之应，养生之道也。逆之则伤肝，夏为寒变，奉长者少。

春三月是指立春、雨水、惊蛰、春分、清明、谷雨六个节气。古人很有意思，不像现代人简单地说个"春天"就完了，他们心目中的春天是个过程，有春一月、春二月、春三月，表示"阳"的生发积累过程，而这个生发能力又是由上一个冬天对"精"的聚积而来的。

"此谓发陈"，"陈"就是陈旧，就是说春天的生发之机是把积聚在冬天的东西发出来。如果在春天里得病，疾病是什么时候埋下隐患的呢？答案是冬天。

"天地俱生，万物以荣"是什么意思呢？天为阳，地为阴。阴阳气全都生发起来了，万物都开始发育生长。这个时候我们该怎么养生呢？

春天，怎样生活不得病？

第一，"夜卧早起"。《黄帝内经》并不是告诉你怎么治病，而是告诉你怎么生活。好好地吃饭，好好地睡觉，这样才不会得病。其实，医道的原理就在这里。夜卧，就是晚点睡。春天到了，生发之气起来了，就不要睡得太早了，但是也不要超过子时。在太阳升起的时候，你要起来，因为万物都在生发。"广步于庭"的"步"，在古代就是慢慢地走，在大庭院里慢慢地走，让气慢慢地生发。庭，是庭院。这句话的意思是指春天的生机不可散漫，还是要有所节制的。

　　第二，"**披发缓形**"。大家想一想，人在什么情况下会把头发披下来？一般我们在家里感到很随意、很舒适的时候才会把头发披散开来。古人告诉我们，春天是生发的季节，在春天里别约束生机，在春天梳个马尾就相当于把生发之气给约束起来了。所以，春天我们要把头发披散下来。但这只是在打比方，"披发"的核心内涵是告诉我们应该放松心情。

　　"缓形"也是同样的意思。举例而言，缓形就是要放松腰带，穿宽松的衣服，别穿紧身衣，别约束生发之机，这也意味着放松心情。"家"是什么地方？家就是让人彻底放松和惬意的地方，这里没有一丝一毫的刻意，是"随心所欲"的自由状态。所以这就叫四气调神，"神"才是最重要的，一定要放松心情。"披发缓形，以使志生"，我们说志是肾的神明，是肾精足的外现，"以使志生"就是使得肾的精气毫无干扰地一点点地生发起来。

　　第三，"**生而勿杀，予而勿夺**"。中国古代强调春天是不可以起任何杀心的，如果你在春天攀折了一枝花，秋天就会少收一颗果，这就是"因果"，生命的因果也在其中。所以春天就不可以有一点杀心。万物都在春天生长，你就让它去生长。在春天，人体内的气机也在生长，你不要压抑它。如果你压抑它就会得病，这就叫"生而勿杀"。

　　"予而勿夺"，就是给予而不要掠夺。就比如花要开了，人们就给它浇水，培育它。人的少年时期就好比春天，对小孩子你不要太压抑他，不能把知识强行地灌输给他。如果你老是压抑他，到秋天（青年时期）后果就会显现出来。以2007年4月份在美国发生的校园枪击案为例，这件事发生后，大家找了各种各样的原因，可是大家都忽略了从这个凶手原先的成长环境中找原因。这个韩国大学生之所以会动杀心，这都是他过去的问题积累而成的，是教育的失败。这种失败所造成的后果是非常严重的。

第四，"赏而勿罚"。这句话的意思就是奖赏他，不要惩罚他。不惩罚，就是不抑制他的生发，让他好好地生发。惩罚春天就好比"倒春寒"，春天的生机反复被压抑，一系列的问题都会出现，甚至会影响到即将到来的夏天和秋天。

"此春气之应，养生之道也"，意思是这就是春天的气机所映照出来的一切。天地的春天是这样的，人的春天也是这样的。在生命的起始点上，人们悠然的态度决定了未来的发展。

四季养不同的气

春天养生，夏天养长，秋天养收，冬天养藏，一年四季养的可是不同的气。春天是生机起来的那个气，所以春天才叫养生。《黄帝内经》讲养生都是在讲东方，是慢慢生发起来的象，"此春气之应，养生之道也"。

"逆之则伤肝"，如果不这样去养生，就会损害五脏中肝气的生发之机。也许现在看不出伤了它以后的结果会怎么样，但如果伤了春天的生发之机，"则夏为寒变"，到夏天就能看出结果。比如在夏天就会出现腹泻，甚至心脏都会出现问题。为什么呢？因为东方为木，木生火，木如果没有生发好，夏天这个火就不是旺火，火又对应人的心，所以人的心气也是不旺的。

"奉长者少"是什么意思？"奉"就是两个手捧着东西给对方。

如果你春天没有养好，那么可供夏天生长的东西就太少。这就是中国文化的精妙，做任何事，都要做这一步时想着下一步，同时要想着前一步。所以冬天养不起来，春天就无法生发；春天养不好，夏天就会出问题。不要认为今天腹泻了就是昨天的事。实际上，秋天患腹泻，有可能就是你夏天的问题，甚至更远是春天的问题。

　　《黄帝内经》中讲的春天，不是单纯的春天的概念。春天只是一个比喻，比喻人生命的初始，比喻万事万物的开端，比喻人的青春……所有事物的开端都可以从春三月开始，把这段话弄明白了，关于人生的事情也就弄明白了，生活也就弄明白了。

夏天养长法

夏三月，此谓蕃秀。天地气交，万物华实。夜卧早起，无厌于日，使志无怒，使华英成秀，使气得泄，若所爱在外。此夏气之应，养长之道也。逆之则伤心，秋为痎疟，奉收者少，冬至重病。

"夏三月，此谓蕃秀"是什么意思呢？"蕃"是万物茂盛的样子。"秀"是指谷物抽穗。"蕃秀"就是茂盛的意思。这个时候"天地气交"，天地在这儿代表阴阳，天为阳，地为阴。"天地气交"指的是夏至一阴初生，阴阳之气开始交会。

"万物华实"的"华"，就是花的意思，有阳气，万物才可以开花；"实"为结果，有阴气，万物才可以结果。"开花"是一个散的象，像阳一样；"结果"是一个凝练的过程，像阴一样。所以，阴就是凝聚的功能，阳就是开散的功能，天地气交，才可以既开花又结果。

再用人来打个比方，男人和女人生育孩子的过程，就属于阴阳气交。男人只是"能有子"，就是有了阳，这是他能生子的一个前提条件。但这个胎儿要想养大，在很大程度上要靠阴血的滋养。女子的任脉是主胞胎的，孩子要养大就要靠女子充足的血液供给。而我们现在看到一些女孩子，她的脸动不动就红了，眼睛也总是水汪汪的，看上去很迷人，而实际上这种女孩子肾精不敛不固，她收敛的气机不足，就比较容易流产。

夏天，怎样生活不得病？

天地气交后，"万物华实"，开花结果。这个时候我们人应该怎么做呢？

第一，"夜卧早起"。晚上晚点睡，早晨早点起。

第二，"无厌于日"。"厌"是什么意思呢？厌字在古代是这样写的。厌是满足之意。不要满足于日是什么意思呢？就是说你到夏天的时候不要怕热，不要怕阳光，因为夏天就应该外散，就应该充分地接受阳气，就应该出汗。

现在夏天大家都在用空调，室内温度比室外低。由于我们人体的毛孔有自保功能，一进空调房，毛孔就会闭合，不让寒气过多地来侵

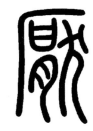

"厌"字的小篆

袭身体。那么当我们从空调房走到室外，外面又很热，毛孔一下子又张开了。这样进进出出，毛孔老处在一会儿张开、一会儿闭合的状态，就打乱了体内阴阳的气机。

四季不同的气候，对人体肌肤实际是很好的锻炼，吹空调会让很多人生病。夏天该出汗的时候就得出汗，一年四季就指望着夏天疏泄，人体的那些垃圾全要在夏天排出去。如果不出汗，你就会逐渐憋出病来，而且会造成很深的病。

第三，"使志无怒"。一个人在情志上不要压抑自己，就像在夏天该出汗一样。只有"无厌于日""使志无怒"，才能够让美丽的花朵抽穗、结果。

第四，"使气得泄，若所爱在外"。这句话的意思就是让自己的气得以疏泄。"若所爱在外"，就好像外面有一个你特别喜欢的东西，你不得不往外跑一样。打个比方说，夏天就像是花钱，该花的

钱你就得花，该出的汗你就得出。如果气瘀滞到身体里不出去的话，秋天想补什么都补不进来。

"使气得泄"就是说，在夏天的时候你一定要把自己的瘀滞散出去，这样到秋天收敛的时候才能收进东西。如果在夏天疏泄得不够，到了秋冬季节想进补的话，根本就补不进来。如果你经脉不通畅，你的摄入全都浮越在外，什么东西都补不进来，你所吃的东西都会在你身体里形成垃圾，那时吃再好的东西都没有用；如果你经脉通畅，天天吃窝窝头，照样长力气。这就是关于补药的一个道理。

第五，"逆之则伤心"。"逆"就是违背，如果你违背了夏天的自然之道，就会伤"心"。心主火，就像夏天一样。大家都知道火为散，如果不让自己夏天宣散，实际上就是伤了人体的心性，就是伤了火外散的那个性，到了秋天就会得咳疟、感冒和痢疾等。因为没有使你的心火变得很足，没有让它充分地发挥火的功能，所以到了秋天就会得病，这就叫"奉收者少"。

所谓"冬至重病"，注释者一般认为这句话是句衍文，其实不是。它真正的涵义是，如果在夏天你没有补养好自己的身体，那么奉送给下一轮收养季节——秋天的东西就很少；到了秋天，就像收麦子一样，你仅能收到瘪壳；到了冬天，你该收藏了，可是你收的是瘪壳，就没什么好藏的了。到了冬至，阳气要生发的时节，人的身体无精可生发，身体就很可能会得重病，有的老人甚至会走不过去，这就是"冬至前后死人多"现象的最佳解释。

"冬"也指老年人。如果你在青年、壮年时期没补养好身体，那么到老年时就会无物可收，衰老得特别快。青年和壮年就相当于夏天，夏天该散的就散，我们在这一阶段也在耗散体内的能量，但是不能散得过度。如果在青壮年时期保养好了，到了秋冬，也就是暮年时，你的身体就会很好。

四

秋天养收法

秋三月，此谓容平。天气以急，地气以明。早卧早起，与鸡俱兴，使志安宁，以缓秋刑，收敛神气，使秋气平，无外其志，使肺气清。此秋气之应，养收之道也。逆之则伤肺，冬为飧泄，奉藏者少。

"秋三月，此谓容平"，秋天是收敛的季节，所以在秋天一定要养收敛之机。"容平"就是容纳、盛平的意思。"天气以急"，这时天上的气为燥气，所以到了秋天我们就会觉得秋高气爽。夏天我们的衣服会很潮湿，可一到秋天，衣服一下子就变得特别干燥。这是什么原因呢？这是燥气的收敛功能在发生作用。

烦是指什么？

秋天这个燥气是正气，是从"火"字边的。烦躁的"躁"和这个"燥"是不同的。如果你生病，而且出现烦躁的症状，这就是很严重的病。

那么，烦是指什么呢？烦从页部，凡是从页部的字都和头有关，比如颈、项、领。烦字左边是火，也就是虚火上头。所以烦是心病，属于心脏、心经、心血的问题。

躁字，从足字边，意思是乱动、烦躁不安。这在中医里属于肾方面的病，就是精不足的病。有一种人，在临死之前会出现烦躁的情况，就是循衣摸缝，即天天在那儿捻衣服扣子，不知道手该放哪儿合适，实际上这就是肾精大亏的象。

为什么男抖穷？

烦躁在生活中还有个表现，就是坐着的时候不自觉地抖腿，这就说明肾精不足。中国古代相书上说"男抖穷"，意思是男人如果坐在那儿没事就抖腿，这说明他肾精不足。肾精不足就会影响他的思维；思维有问题，做事肯定就有问题；做事有问题，就不会成功；做事总不成功，就会导致他的穷困。所以，中国文化强调，考查一个人不仅要听其言，还要观其行。

孔子有个判断标准，他一看到哪个学生大白天还在那儿睡觉，就会感慨"朽木不可雕"。他会说你那点阳气真不足，白天也在那儿呼呼睡觉，这就是粪土之墙，再怎么培养都没有用。这就是中医的理和生活的理贯通在一起的表现。现在我们挑选员工也和古人看相一样，如果一个老板招聘到爱抖腿的员工，最好先让他回去把身体养好再说。否则，你就是把他招进来，他也给你赚不来钱。

用中医理论来说，这就叫"望"（诊）和"闻"（诊），我一看你，就应该知道你的病。一听你说话，我就知道你的气在哪儿。你的气如果是从丹田处上来的，你这个人气肯定很足，干事就没问题。总之，我们的身体状况直接影响到我们将来的事业可以做多大。身体好才是事业成功的保障，身体不好，考虑问题就会出错，做事也会出差错。

秋天，怎样生活不生病？

"天气以急"，这个时候天气就是一片燥气。"地气以明"，天一燥，地也就跟着变得明亮透彻，就像金属一样。有人认为，中医的五行是封建迷信。实际上，迷信是指你在不懂的时候瞎信，你懂了再相信就不是迷信。中国为什么用五行来解释春夏秋冬呢？它实际上只是个取象比类的说法，秋天的气就像金属一样特别明澈、收敛，凡是走这个气的都属于金气，都属于秋天的气。

第一，"早卧早起，与鸡俱兴"。在四季中，春和夏都要夜卧早起，而到了秋天就要"早卧早起"。因为天地之气开始收敛了，那么人也要收敛，不可以再外散了。"与鸡俱兴"的意思是听着鸡叫就起来了。鸡是叫得比较早的，一般也就是天刚刚亮的时候。我们大家都知道，在早晨5点到7点的时候天门开，人的气也应该开了，所以在这个时候人也应该起来了。

第二，"使志安宁"。在这个时间段，情志上要安宁了，要收敛了，不可以再外散了。我们原先说过，志是肾神的表现。还有一点大家要特别注意，就是性生活也要收敛了。为什么这么讲？我们现在都认为动物的交配是有节律的，电视节目《动物世界》里常讲"交配的季节又来了"，动物就是按照节律走的。

相比较而言，我们人好像随时随地都可以开始性生活，好像没有什么季节性。按中医的养生原则来讲，秋天的时候也应该在性生活方面有所收敛。动物到冬天的时候就要冬眠，因为这是它养精的时候。人到了这个时候，也应该收敛养精。中医追求天人合一，希望人按照天的发展和秩序去行动。因天之序就不会有错，如果违背了天的顺序就会生病。所以，人虽然摆脱了动物的这种季节性的生活习性，但是也要按照天地自然的顺序去做。否则，人也会生大病和重病。

第三，**"以缓秋刑"**。"以缓秋刑"的"缓"是舒缓，"刑"是刑罚，"秋刑"是秋天的肃杀之气。秋天是有杀气的，所以古代判官老说"秋后问斩"。到秋天的时候，人自然地会出现肃杀之气。

古时候，男人一到秋天就会出现"悲秋"的情绪，也就是一到秋天就慷慨激昂，特别悲愤。"以缓秋刑"，就是要舒缓肃杀之气，收敛神气，"使秋气平"，让秋气能够平和，不那么肃降、肃杀。

第四，**"无外其志，使肺气清"**。"无外其志"的意思是不要再往外散了。夏天是外散的，到了秋天就不能散了。"无外其志，使肺气清"。一般得肺病的人性格都比较孤高、傲慢，所以情绪安宁才能够使肺气比较清肃。

"此秋气之应"，这是秋天一个正常的人和自然的对应之道，即"养收之道"。"养收"就是养收敛，养收敛就是养收敛之气机。天地收敛了就是丰收，人懂得收敛了才可以补进精。到了秋天，我们就要取其"味"，味是入血分的。秋天万物都收获了，我们要吃的就是它入血分的层面，就是补"精"。所以这是"养收之道"。

"逆之则伤肺，冬为飧泄"，意思是如果忤逆了收敛之道，就会伤了肺气。"飧"就是夕食，即晚饭。"飧泄"就是食谷不化，就是吃的东西没有经过消化就排出来了。由于肺与大肠相表里，如果肺气出现问题，那么大便成形能力就会比较差，最后的结果就是食谷不化。而这个问题为什么到冬天的时候才显现出来呢？藏不住是因为气没收住，到了冬天奉献给身体可供收藏的东西就很少，这就是"奉藏者少"。

五

冬天养藏法

冬三月，此谓闭藏。水冰地坼，无扰乎阳。早卧晚起，必待日光，使志若伏若匿，若有私意，若已有得。去寒就温，无泄皮肤，使气亟夺。此冬气之应，养藏之道也。逆之则伤肾，春为痿厥，奉生者少。

在《黄帝内经·四气调神大论》中，非常详细地讲解了在每一个阶段要养什么。春天就是养生，就是养生发。但是生发之机从哪儿来呢？是从冬天藏的精中来。

"冬三月，此谓闭藏"。就是说冬天要关闭所有开泄的气机，要收藏。此时天地之象是什么样的呢？其中之一是"水冰地坼"，水都结冰了，水是主散的，像水这么散的东西都结冰了，都要发挥它的收藏之性了。

"无扰乎阳"，就是说这个时候不要打搅阳，天地阳气动了，人就会遭殃。比如冬天打雷，就叫作扰乎阳。冬天天地的阳气都是要闭藏的。从天象的角度讲，冬天就不应该有雷。如果冬天打雷，就意味着天地藏不住阳气了，就会造成一定的瘟疫。

比如前几年的禽流感，在禽流感肆行之前就有一次冬日打雷的现象，这就是天地动阳的征兆。民俗有一句话叫"冬日打雷，十栏九空"，这是因为冬天打雷，阳气就藏不住了，动物肯定会遭殃。为什么得禽流感的一般都是鸡，而不是鸭子呢？那是因为鸡为火性，鸭为寒性。天地的火性不藏了，鸡的火性也不藏了。再者，如果我们生生地唤醒冬眠的动物，这时大地一片苍茫，没有食物它们还是活不成，这也叫扰乎阳。

冬天，怎样生活不生病？

第一，"早卧晚起，必待日光"。这个时候应该怎么睡眠呢？前三个季节都是早起，但只有冬天是"早卧晚起"。早卧就是尽量收藏，晚起是避免无谓的耗散。"必待日光"，意思是说一定要等到太阳升起了，天地之阳气升起来之后才起来。如果你在天地之阳气升起之前起来了，就叫扰乎阳。

第二，"使志若伏若匿"。"使志若伏若匿"，这里的志就是情志，就是肾精，这句话的意思是让肾精好像起来了，又好像藏进去了。要让肾精停留在起与不起之间，藏的时候也不要突然一下把整个都闭住了，要有一个过程。

为了解释"若伏若匿"，古人还打了个比方："若有私意，若已有得。""若有私意"，就好像谈恋爱或者是春情刚发时一瞬间的感受，有一种美滋滋地在那儿独自享受的喜悦之情，可是又不能发出来，就是这个意思。"若已有得"，有点像女人怀孕，好像自己已经有了很大的收获，肚子里藏了一个宝宝，心里特别的高兴和舒畅，可又不能跑到街上去宣扬。不可以把它发泄出来，这就叫"若伏若匿"式的妙藏。

第三，"去寒就温，无泄皮肤"。"去寒就温"，就是说要躲避寒冷，保持身体的温暖。人到了冬天，阳气全部都内敛了，全都藏在我们的丹田处。所以，冬天我们要穿厚一点的衣服，这就叫作"去寒就温"。

人到冬天，体表的气血全都回来了，所以我们就可以吃一些味道厚的或者有点滋补功效的食品，因为身体里的热气可以化掉滋腻。在孔子的著作和《周礼·天官·医师章》里边都提到要化滋腻，最好喝一点饮剂，就是类似于醪糟酒之类的东西。大家在吃日本的生鱼片时，会发现有两个配料是非常关键的，一个是清酒，还有一个是芥末。酒是可以化掉滋腻的，芥末属于辛散的东西，二者可以把滋腻厚重的东西宣开。

"无泄皮肤"，就是不要过分开泄自己的皮肤。中医讲的皮肤包括两个层面：皮和毛。人体也是有皮、有毛的。我们是皮多还是毛多？皮主什么？毛主什么？皮是主收敛的，毛是主宣散的。中医把人叫作倮虫。而倮虫的皮肯定是大于毛的，所以就人体而言，应该是收敛大于开泄。从养生的角度说，这个时候要少洗澡。因为洗澡会让你的皮肤开泄，不符合闭藏之性。如果你过分开泄皮肤的话，里边的气就会快速地跑掉，这才是"冬气之应，养藏之道"。

"逆之则伤肾"，如果违反了养藏之道就会伤肾，而最终伤害的是肾精和收藏功能。违反了养藏之道，春天的时候人就会出现痿厥之症，痿厥是两种病。"痿"就是痿证，就是四肢无力的症状，冬天你的肾水没藏住的话，到春天的时候就没有精可以生发，就会出现痿症。"厥"是四肢冰冷症。如果肾精藏得不够，那么供给生发的力量就少，就会四肢冰冷。厥冷就是到了春天你的手指和脚趾还是冰凉的，现在临床上见到的这种病人特别多。春天万物都生发了，连树枝都长出来了，树枝上的那个小叶片说明它已经都通到最外层了。人体的四肢，就像植物的末梢一样。人体在冬天精气养得不足的话，春天就生发不到末梢，就会厥冷。

四季都是相互关联的，春天的病全是从冬天来的。一年四季都要养好了，才不会得病。不能只生发、生长而没有收敛、收藏，也不能只收藏、收敛而不生发、生长。你的生发、生长、收敛、收藏全养好了，身体就健康了。

"养"字在古文里是这样写的：在四只羊旁边，有一个人手里拿着个鞭子，就是放牧。意思是，一定要把羊赶出去，去接触阳光和水，接触草，这才能让羊成长起来。我们的身体也像那羊群，而《黄帝内经》里的养生之道，就是牧养我们的医道和准则。

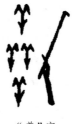

"养"字

红光满面，到底好不好？

我们常说有的人红光满面，这到底是个好的现象还是不好的现象呢？中医对红光满面这个概念，一直有不同的说法。

我们仔细观察就会发现，小孩子通常不会红光满面，这是为什么呢？因为小孩脸上有一层细细的绒毛，这层绒毛就能把光很润泽地涵在里边。而老人如果红光满面，特别是出现那种桃花似的粉脸的时候，就是一个危险的象，这就叫虚阳外越，阳气全飘上来了，人老了以后，脸上一层毛全没了，主要是发散的东西已经很弱。

中国人为什么爱泡脚？

中国人和西方人有一个生活习性不一样，那就是我们中国人非常重视洗脚，而西方人特别喜欢洗澡。西方人的这个习惯主要和他们的饮食有关，因为他们天天吃大鱼大肉高脂肪的东西。而这些东西被人体消化后体味比较重，就需要天天洗澡。

而我们中国人是以纤维类食物为主的，体味是比较清淡、清香的，因而不需要天天洗澡。尤其是冬天，一个礼拜洗一到两次就可以了。而且，冬天整个气机都是收藏的，所以人也应该收藏。

可是中国人为什么偏偏喜欢洗脚呢？我们之所以非常重视洗脚，就是因为脚上有六十多个穴位，而且三阴经和三阳经都走脚。比如说，小脚趾的外侧就是膀胱经，脚面就是胃经。如果你脚面疼痛的话，属于胃经的问题。足大趾的外侧属于脾经，要是足大趾外侧痛或者你大腿里侧痛的话，则属于脾的问题。二趾和三趾都是跟胃经有关的。足底走肾经，足底有一个穴位叫涌泉穴，那是肾经的穴位。

四季足浴自疗法

如果你一年四季天天洗脚，对身体很有益处。比如春天的时候洗脚，可以增加生机。夏天的时候洗脚，就可以去掉你的溽热。如果夏天用温水洗脚，皮肤的开泄能力会更好。秋天的时候洗脚，可以润燥。冬天洗脚，可以温煦丹田，使小腹特别温暖。

该怎么洗脚呢？首先，应该泡大约二十分钟。其次，水应该没过脚踝以上的部位。因为脚底的穴位很多，脚关节也非常重要。当人实现了直立行走之后，要用那么细的脚踝来支撑人体的重量，而脚踝又是所有的经脉走向脚的一个很关键的枢纽，所以泡脚的时候一定要把脚踝泡进去，这是很重要的。

四季泡脚保健

季节	泡脚保健功效	注意事项
春天	提升阳气，增强免疫力	要注意保暖，适时添加衣物
夏天	排毒去湿热，保持机体平衡	避免冷水泡脚，夏天要用温水泡脚，皮肤的开泄能力会更好
秋天	消除疲劳，加强血液循环	多吃一些润肺生津、养阴润燥的食物
冬天	温暖身体，储备补充能量	泡脚水温不要过高，时间不可过长

六

春夏养阳，秋冬养阴

夫四时阴阳者，万物之根本也。所以圣人春夏养阳，秋冬养阴，以从其根，故与万物沉浮于生长之门。逆其根，则伐其本，坏其真矣。

在《黄帝内经·四气调神大论》的最后结语里，圣人告诉我们："夫四时阴阳者，万物之根本也。"四季阴阳是万物的根本。"春夏养阳，秋冬养阴"，春夏养阳，就是在春夏养生发、生长，到春夏你就不要想别的了，只调养你的生发、生长就可以了，因为这就是生发、生长的时节。秋冬养阴，就是秋冬养收敛、收藏。用《易经》的观点来说，春夏养阳就相当于乾卦的"自强不息"，就是越奋进越好；秋冬养阴就相当于坤卦的"厚德载物"，越厚越好，收敛得越多越好。

"以从其根"，即依从春夏养阳、秋冬养阴的根本。这个"根本"不是圣人凭空想出来的，而是从天地自然中总结出来的。天就是要从早晨走到黄昏，从春走到夏，从夏走到秋，再从秋走到冬，这就是"自强不息"的象，这是大自然的规律。所以人也要因循着这个规律走，这就叫作"从其根"。如果你能够做到这一点，你就能够跟万物沉浮于生长之门。

"逆其根，则伐其本"，如果违背了这个原则，就失掉了自己的根本。"坏其真矣"，"真"是本性，就是我们人体的本性，这句话的意思是，那样就把人的本性给毁坏了。

同样，对传统文化也是一样得先收敛、收藏，才谈得上生发、生长。针对目前的"国学热"，先不要想着怎样去将其发扬光大，怎样去创新。在不明白其中真意的时候，拿什么去创新？在这种情况下，就应该先收敛、收藏。收敛、收藏足了，然后才能生发出新的东西，这些都是很重要的原则。

故阴阳四时者，万物之终始也，死生之本也。逆之则灾害生，从之则苛疾不起，是谓得道。道者，圣人行之，愚者佩之。

"故阴阳四时者，万物之终始也"，这里谈到了终始的问题，这是生存或死亡的关键。要懂得因天之序，要顺从这个顺序。从之，则大病小病都不会得；逆之，则灾害生。这就叫作"得道"。

"道者，圣人行之，愚者佩之"，这句话非常有名。"行之"，必须遵循它的规律去做，行道的人才叫得道之人，而不是只在口头上谈道、说道。关键在于，你去做就可以了。上面讲了这么多养生的方法，真正能去做的没有几个人。能做到的，才是圣人。圣人是去做的，而不是去说的。

"愚者佩之"，"佩"不是佩服的意思，"佩"是个通假字，读"背"，就是违背的意思。这句话的意思是愚蠢的人才违背这个道，违背春夏养阳、秋冬养阴这个道。秋冬的时候，你拼命地去耗散自己，到春夏的时候生命就生发不起来，就没有活力。背道而驰，就会离"道"越来越远。

曲黎敏养生智慧

◆春夏养阳，秋冬养阴。

◆春天养生重点：夜卧早起；披发缓行；生而勿杀，予而无夺；赏而勿罚。

◆夏至一阴初生，阴阳之气开始交会。有阳气，万物才可以开花。有阴气，万物才可以结果。

第五章

因天之序——十二时辰养生法

中医讲的养生，就是我们每天要按照人体的本性去做，什么时间做什么时间的事。"因天之序"，就是说一定要因循生发、生长、收敛、收藏这个顺序。我们人体也一样。

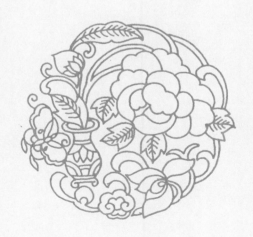

一

子时(晚上 11 点到次日凌晨 1 点)——胆经当令

养生机：子时阳气开始生发

子时是指晚上 11 点到次日凌晨 1 点这两个小时。我们现在用的都是小时的概念，在古代子时、丑时等就叫大时，是两个钟头。从晚上 11 点到次日凌晨 1 点，这个时间是"胆经当令"。"当令"是什么意思呢？当令就是值班。在这个期间是胆经在这儿值班，所以叫胆经当令。

中国古代文化里，非常重视这个时辰。子时是一阳初生，恰恰是在一天中最黑暗的时候，阳气开始生发。在《黄帝内经》里，有一句话叫作"凡十一脏皆取决于胆"。取决于胆的什么呢？取决于胆的生发。

我们在日常生活中经常会有这样的体会，到晚上八九点钟的时候，我们就很容易犯困，可是到晚上 11 点的时候，我们恰恰就清醒了。为什么呢？这是因为阳气在这个时候开始生发起来了。

什么是胆经呢？

什么是胆经呢？在中医文化里，"脏器"是这么写的——藏器。

为了便于大家理解，我在本书中统一使用"脏器"。任何一个脏器都涉及形、气、神三个层面。所谓"形"，就是它的物质基础，不要以为把胆囊切了，胆气就生发不起来了。胆经是人体的一条很长的经脉，就是从头一直到脚，这也是它的形。那么，"气"指的是什么呢？气是指经络的运行，是生命的运动方式。神是指形、气特别足了以后的外现。

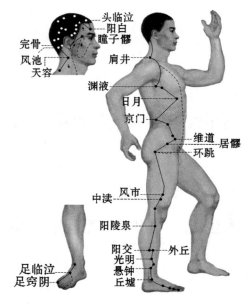

足少阳胆经示意图

中医所说的"藏"，是内脏的意思。有内脏，就有外象。用中医的观点来理解，一根手指上就会有五脏。为什么这么说？人的手上是有皮毛的，在中医理论里，肺主皮毛。所以皮毛的问题都跟肺气有关，像皮肤病，就是跟肺气有关的。那皮毛里边裹的是什么呢？是肉，肉跟中医脏器中的脾有关，脾主肌肉。肉里面有血，心主血脉。肉里面还有骨头，骨头是肾所主，骨头是最收敛的，是最固敛的一个东西。

还有一个东西就是筋，身体要想活动都是由筋来连缀的。那么这个筋的好与坏跟哪个脏器有关呢？中医认为它跟肝有关，跟肝气有关。肝气实，则手能握，屈伸灵活；肝气虚，则手指痿软或僵硬。就这小小的一根手指，中医就可以看出心、肝、脾、肺、肾来。

刺激胆经可以帮助决断

在子时，人的胆气是怎么生发的呢？胆经从人的外眼角开始，一直沿着人的头部两侧，然后顺着人体的侧面下来，一直走到脚的小趾、四趾（小趾旁边倒数第二个脚趾）。

我们疲劳时喜欢手臂高举，就是抻拉胆经以振奋阳气的一个动作。我们打一个哈欠以后，人就显得精神一些，这也是胆气生发起来的象。我们有事情想不清楚、决断力不够的时候，经常会做一个动作——挠头，其实我们挠的地方正好是胆经经过的地方，就是刺激胆经，从而帮助我们决断。

为什么十二生肖中以"鼠"为首？

为什么十二生肖是以鼠打头的呢？十二生肖开头就是，子鼠丑牛，老鼠的象与子时的象有什么共通性呢？实际上这在告诉我们，胆虽然主生发，但是这个时候阳气还特别的小，就像老鼠一样小，而且老鼠是夜行动物，虽然小，但非常的活跃，这就是那一点点少阳，它不可以大，但是它一定保持着一种朝气蓬勃的东西在里面。

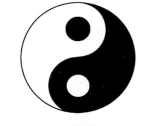

太极图

这在太极图里面就相当于白鱼最尖的那一点，叫少阳之火。那点"火"是所有的阳气的一个根本的东西，是生发力最足的地方，最终阳气的生发要从这儿起来。这就是十二生肖为什么以鼠为首的原因。

如何治疗因心肾不交造成的失眠？

现代社会生活节奏加快，熬夜的人越来越多。如果晚上 11 点以后还不睡觉，慢慢地就会出现失眠的现象。那么失眠的原因是什么呢？应该怎么治疗呢？

在临床上，最为常见的一种失眠是由于心肾不交造成的。所谓的心肾不交是指什么呢？心为南方，南方属火，心就是火，这就是《易经》里边的离卦（☲）。肾为北方，北方属水，肾就是水的象，这也就是《易经》里的坎卦（☵）。

如果心肾不交，这个卦象就非常的不好，是未济卦（䷿），就是心火是上炎的，肾水是下行的。虚火扰头，虚火全在上面扰动着人的头脑的话，人就不容易睡着。如果把这个心火拽下来，让肾水上去，这样就形成一个非常好的卦象，即既济卦（䷾），这样就可以把因心肾不交造成的失眠治疗好。

晚饭过饱，不宜安睡

晚饭吃得过饱，也会造成失眠，即"胃不和则卧不安"。假如晚上吃了很多东西，那么元气和所有的气血都要用来消化食物，所以阳气就不能顺畅地运行到头上。这种失眠怎么治呢？一句话，晚上少吃。

中国古代养生甚至要求我们"过午不食"。为什么到晚上要少吃呢？上午是太阳刚刚升起的时候，阳气可以化万物。所以，上午多吃些东西也没有关系，因为人体内部的阳气可以把食物都消化掉。但到了晚上的时候，人体就会呈现一派阴霾之气，这就是阴气。而在子时这个时辰，任何东西都是不容易消化的，会对人体造成伤害，因此夜晚要少吃东西。

所以，大家在晚上11点时一定要睡觉，因为这个时候养的是刚刚生发起来的阳气。这个时候不休息，阳气没养住，就会耗散最宝贵的生机。

二

丑时（凌晨 1 点到 3 点）——肝经当令

为什么中医说左肝右肺？

丑时是指凌晨 1 点到 3 点，这个时候是肝经当令，也就是说在这个时间段是肝经在人体内值班。我们大家都知道，肝是在人体的右边，但是我国中医却要说左边是肝，右边是肺，这是为什么呢？

大家可以去药王殿里看看，药王殿里边一般供的都是孙思邈的像。孙思邈坐在老虎上，手上抓着一条龙。这是什么意思呢？在中国古代文化里，东方叫青龙，西方叫白虎，南方叫朱雀，北方叫玄武。这里的龙就是指东方。

在中医理论里，东方为肝，就像青龙，龙都是飞腾向上的。中国

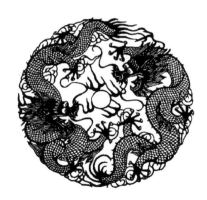

《二龙戏珠》图

古代有一幅很著名的图叫作《二龙戏珠》，升龙低头，降龙抬头，中间的珠子代表生命之珠。

同样，在古代很多画虎的图中，也是这个道理，最凶猛的虎是下山虎，所以一般画虎的图大多画的是下山虎。虎都是主降的，而白虎是主敛的，是往下降的，而气往下降的时候一定要想办法抬起

来，这就是中国文化的妙处。任何东西不能只升不降，或只降不升，这也就是《易经》里所讲的"否极泰来"的概念、变化的概念。

肝气是主升的，比如说出现头疼的时候，你去医院看病，医生就会告诉你头疼是属于肝阳上亢，就是肝的阳气拼命地往上走。这实际上是在说你的收敛功能、降的功能出问题了。如果阳气一直这么升上去而没有降下来，就会导致你头疼。左边是生发，肝气是主升的；右边是主降，肺气是主降的，所以道教的养生理论认为"降龙伏虎"是最难的。也就是说，把人体的气机调整到升中有降、降中有升是最难的。而治病也是这样，如果能够把这个气机把握住，就可以治好病。

《易经·乾卦》里的"用九"："见群龙无首，吉。"就是生发、生长、收敛、收藏全有，这是人生的最高境界，这也是身体的最健康状态。如果你觉得自己身体不健康，就应该追究是哪个方向、哪个部分出问题了，是收藏出问题了，还是生发出问题了？如果整天

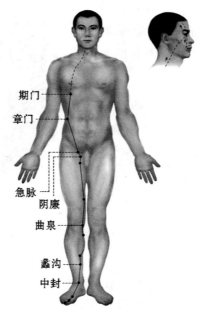

足厥阴肝经示意图

没精打采，就是生发出了问题。那么生发的问题是什么原因导致的呢？中医认为那是因为冬天藏得不够，肾精耗散得太厉害了，没有东西可以生发了。在中医看来应该"水生木"，如果冬天的东西没藏够，木就生不起来。

中国文化讲究一定要看前三步，看后三步，而不是只看当下。在治病上也是这样，不能是哪儿的病就治哪儿。中医里就讲"不治已病治未病"，它的意思是，不要等有了病才去治病，而是在未得病时就进行预防，并且要找到问题的根本所在。

肝的功能

血和几个脏腑的功能有关。中医讲"心主血脉"，全身无处不是经脉，无处没有血，"心"能够将精气输布于全身。

● 肝主藏血

肝的一个功能是"肝主藏血"，是指肝的疏泄功能、人的生发之机全都仰赖肝的疏泄功能。如果一个人经常生气或郁闷，就会抑制肝的疏泄、生发功能，就会气郁。气为血之帅，气郁则血流不畅，必然导致浑身无力、四肢冰冷。

如果肝的生发功能长期被抑郁，就会影响其他脏腑的生长和营运功能。哪个脏腑虚弱，废物不能及时排除，经过长期积累，就会生癌。东方为肝，就像青龙。藏血就像升龙低头，这样它才能够藏得住。"脾主统血"，是指脾有统摄和分配精血的功能。如果经血没有从阴道走，而上行从口鼻出，就是脾不统血。

● 肝主筋

肝的第二个功能是"肝主筋"，筋是指连缀四肢百骸、有弹性的筋膜。当人体的弹性出了问题，比如阳痿（肝经绕阴器而行）、痔疮，都是肝的主筋功能出问题了。筋的弹性没有了是什么地方出问题呢？中医认为是肝血出了问题，血不能够浸润这条筋了。

现在患肝病的人特别多，其实这和我们日常生活当中一些很不好的习惯密切相关。比如凌晨1点到3点是养肝血的时间，如果不睡觉，就养不起肝血。还有很多人为了应酬大量喝酒，无形中又增加了肝疏泄毒素的工作量，这样的话只会使肝越来越糟。如果人们在得病时，大把大把地乱服药也会给肝造成很大的负担，再加上长期的情志不畅、生气郁闷，人体的肝就没好日子过了。

养足肝气，才智过人

《黄帝内经·灵兰秘典论》认为肝是将军之官，是主谋略的。我们的聪明才智能否最大限度发挥，全看我们的肝气足不足。如果肝气很足的话，我们就显得很聪明，反应很敏捷。

那么，"将军之官"是什么意思？将军不仅可以打仗，而且还是能够运筹帷幄的人。将军运筹帷幄的功能，就相当于肝的藏血功能。而"谋略出焉"，指的就是把肝气养足了才能够出谋略，才能木生火（火为心）；木旺则火旺，才能"神明出焉"。

寅时（凌晨 3 点到 5 点）——肺经当令

经脉始于肺经

寅时是指凌晨 3 点到 5 点，这个时候是肺经当令。在《黄帝内经·经脉》里边就是以肺经开头的。十二经脉在《黄帝内经》里是这样一个顺序：肺、大肠、胃、脾、心、小肠、膀胱、肾、心包、三焦、胆、肝，肝经之后又是肺经，如此循环。其实，十二经脉是如环无端的，可《黄帝内经》的经脉循行为什么强调从肺经开始呢？

在《黄帝内经》中，把肺经的功能比作"相傅之官"。所谓相傅，就是皇帝的宰相或者老师。在古代社会里，这就相当于姜子牙、刘伯温等。从人体本身来看，位置高于心脏的就是肺。心为君主之官，肺是相傅之官，肺好比君主的老师，所以处于君主之上。

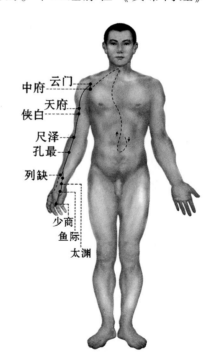

中府 云门
天府
侠白
尺泽
孔最
列缺
少商
鱼际
太渊

手太阴肺经示意图

寅时是一个很重要的时辰。现在的正月也是从寅月开始的。人体的气机也是从肺经开始的，那么肺经起什么作用呢？肺经实际上是"主一身之气""主治节"的。凌晨3点到5点的时候，人体的气血开始重新分配，心需要多少，肾需要多少，这个气血的分配是由肺经来完成的。

寅时熬夜最伤身

寅时应该是人睡得最沉的时候。为什么这样讲呢？因为我们人体从静到动的转化，一定是要通过深度睡眠来完成的。这种重新分配的过程，一定要在深度睡眠当中完成。如果这个时候醒来，就说明人体的气血量不足了，是非常不好的。

对应到十二生肖中，寅时用虎来代表，而这个时候气血流注于肺经，而且它主肃降。这个时间段，一般是人睡得最深的时候。比如熬夜，一般熬过一两点，到三四点钟最难熬。三四点钟为什么难熬？因为这个时候为肃降之气运行的时段，要是再熬，对人体的伤害最大。

为什么老人容易早醒？

如果凌晨3点到5点的时候人醒来，是很危险的。往往老人会在这个时间醒过来，因为人老了之后，身体的各项机能比以前都差多了，肃降的能力也越来越差了。他已经没有多少精了，其收敛的功能下降，就只剩宣发而没有肃降，所以老人是容易早醒的。对于我们青年人、中年人而言，如果这个时候醒了，或者是出现大汗淋漓的现象，这都是我们身体不好的信号，要赶快去看医生了。

为什么心脏病患者易死于凌晨三四点？

　　一些心脏病患者常会死于凌晨三四点钟，这也跟肺经在这个时候开始重新分配人体气血密切相关。寅时，人身体各部开始由静转动，各部分对血、气的需求量都开始增加。这时，肺作为"相傅之官"担当起"均衡天下"的职责。一旦"宣发""肃降"失职，就会造成严重的后果。身体各部对血、气需求量的增加，就会加重心脏的负担，这就是许多心脏病患者死于凌晨三四点钟的原因。

　　因此，在日常生活当中，我们家里如果有老人或心脏病患者的话，就一定要叮嘱他慢慢起床，不要急剧起身、动作太大，同时尽量不要早晨锻炼身体。锻炼其实是很讲究的，因为早晨气血刚刚开始分配，这个时候一锻炼，等于又生硬地调一些气血上来，这样就容易导致猝死。

四

卯时（早晨 5 点到 7 点）——大肠经当令

卯时是指早晨 5 点到 7 点，这是大肠经当令的时段。有些人说早晨要养成排便的习惯，其实这个习惯不用养，这是人体气机的一种自然走势。早晨 5 点到 7 点的时候，排便是人体很正常的一种现象。古语里把早晨叫作天门开，5 点到 7 点的时候天亮了，这就叫天门开。那么相对而言，地户也要开，地户在中医里就是指魄门，魄门就是肛门。

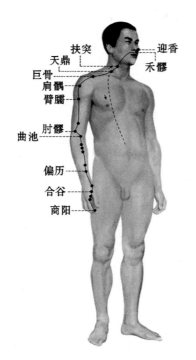

手阳明大肠经示意图

从大小便看心肺健康

中医里还有句话叫作"肺与大肠相表里"。所谓表里是什么呢？表里是一种关系，就好像夫妻。丈夫在外边忙着的时候，妻子就应该把家里照应好；丈夫如果在外面特别忙，那妻子相对来说也比较忙。对于肺和大肠来说，肺为里、为妻；大肠为表、为夫。

大肠与排便有关。当排便不通

畅的时候，应该憋一口气而不是攥拳头。如果大便变细，或者出现其他问题，实际上这是上面的心、肺出了问题。肺气无力推动大便下来。现在一提起便秘，大家一般都把它和排毒的概念放在一起，其实便秘的真正危险在于它有可能造成心脏病的突发。下面一使劲，上面会空掉，所以中医问诊非常强调问大小便，实际上是在问心肺的功能。

古时候有一个国王得了膏肓之症，就是心脏的毛病。临终前他去厕所，到了厕所后中气突然下陷，人就猝死了。凡是心脏病人，在大便的时候都要小心。如果没有固摄住气，那么气就会一下子全往下走，而上面一下子就会空掉，这样容易导致猝死。所以，中医问"二便"其实全是在问心肺。

便秘与拉肚子

大肠经有一个很重要的功能就是"津"，津就是往外渗透的力量。便秘和拉稀都涉及一个"主津所生病"的问题。便秘是什么现象呢？便秘就是肺气过实。津的力量过强，把里面的液都渗透出去了，那么就会形成便秘。如果津的力量特别弱时，就会拉稀。

津的力量的强与弱，和别的脏器也密切相关，如脾阳的运化能力和肾火的温煦能力等。所以，中医治疗便秘和拉稀都是从"津"的功能入手。

五

辰时（早晨 7 点到 9 点）——胃经当令

养护胃气，自然长寿

胃经是人体前面的很重要的一条经脉。先从头上讲，胃经起于迎香，往上一直走到山根，然后分二支，一支与任脉合，走脸；另一支再沿着头角至额颅。胃经接着沿着我们的颈部一直往下走，然

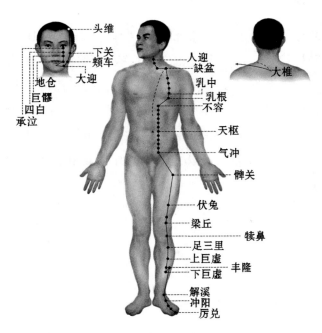

足阳明胃经示意图

后经过乳中（乳中就是乳房的正中央），即乳头。

所以，有些女性经前有乳房胀痛的现象，其实都是跟胃经瘀滞有关。还有女性的乳汁，实际上是血的变现。我们吃下东西，它变现出来的精华就是血。而乳汁又是血的变现，所以它更容易让婴儿吸收。

胃经接着由乳中下到大肠，然后一直下来沿着腿的前侧走。所以，如果腿的前侧出现问题，通常是胃经出了问题。古人非常强调护膝，他们席地而坐时就是将两手放在膝盖上，甚至跪坐着也将两手放在膝盖上。这是因为胃经也经过膝盖，而我们的手中有一个劳宫穴，这个穴位属于火穴，用手捂住膝盖，就可以防止膝盖受凉。

在胃经上，还有一个很重要的穴位叫足三里。它在膝外侧凹陷（即犊鼻）下三寸处，是一个长寿穴。经常按摩足三里，实际上也是养护我们胃气的一个好办法。

为什么早饭很重要？

早晨7点到9点，是胃经当令的时段。经脉气血是从子时一阳初生，到卯时阳气就全生起来了。辰时，太阳也已经升起来了，天地出现一片阳的象。那么这个时候吃的早饭就像贵如油的春雨，人体需要补充一些阴，而食物就属于阴。前面都是阳气在运化，这个时候吃食物就是对人体的补充。

为什么说吃早饭不容易发胖呢？因为上午是阳气最足的时候，也是人体阳气气机最旺盛的时候，这时候吃饭最容易消化。另外，到9点以后就是脾经当令了，脾经能够通过运化把食物变成精血，然后输送到人的五脏去，所以早饭吃得再多也不会发胖。

为什么一些年轻人会长痤疮？

　　我们现在经常会看到一些年轻人长痤疮，通常长在额头和脸颊上，这都是胃经的病。痤疮大多是由于胃寒造成的，往往这种长痤疮的人都特别喜欢喝冷饮以及精神郁闷，而这两者都会造成胃寒。

　　人体内部是一个恒温机制，假如你喝了大量的冷饮，慢慢地就形成了胃寒，而人体是有自保功能的，它自身会攻出热来驱散胃里的寒气。它攻出来的热就是燥火，这时候你就会感到更渴。一般不懂这个道理的人，在这个时候就会再喝冷饮，这样人体就会散出更多的热来攻胃寒，这就是冷水不如温水更解渴的原因。

　　由此反反复复恶性循环，火性炎上，慢慢地这个燥火就会裹挟着胃寒表现在脸上，就为痤疮，痤疮大多外面红，里面是粉刺，就是热包寒象。所以，治痤疮一个很好的方法就是从胃经治，从破胃寒上治就可以了。

巳时（上午9点到11点）——脾经当令

脾的功能

● 脾主运化

巳时是指上午9点到11点，这是脾经当令的时段。脾是主运化的，脾和肺在中医里同属于太阴。所谓的太阴，就是它们都具有分配的功能。肺分配的是全身的气血，而脾主要是把胃中腐熟了的食物变化为精输送到肌肉腠理当中去，所以脾的工作相对于肺来说是一个前期的初步的工作。

● 脾主肌肉

脾还有一个功能就是主一身的肌肉。如果脾的功能很好，我们的肌肉就会很发达。脾的运化功能是否正常，往往会通过嘴唇表现出来。如果脾的运化功能很好的话，我们嘴唇就会很滋润、很丰满；反之，嘴唇就会发瘪、干枯。我们通常所说的重症肌无力的问题，实际上也是由于脾病造成的。还有一些老年人，我们会发现他们有一个象，就是他们的眼皮都耷拉下来了。其实上眼皮也为脾所主，眼皮耷拉下来，这就说明脾主肌肉的功能出现问题了。

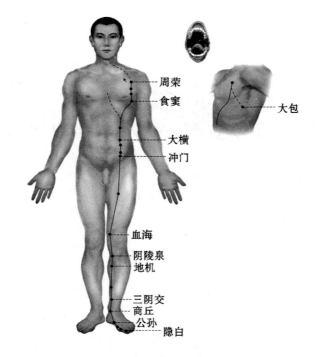

足太阴脾经示意图

思虑过度会伤脾

我们在谈意志的时候就讲到了，意是脾的神明，所以说脾在志为思。脾功能发达的人，肯定是头脑很灵活的人，它的关联性一定非常的强。如果思虑过分的话，就会伤了脾，伤了脾气、脾精、脾神，伤了"意"，人就会消瘦，这就是"思伤脾"。

糖尿病就是脾肾两虚

脾字从肉从卑，在五脏这个家族中，它就像个小丫鬟，这个小丫鬟要是不干活了，我们的身体就会出大问题。比如糖尿病就是脾病，让我们很没有办法。再有，脾液为"涎"，也就是口水。小孩子因为脾胃后天虚弱，所以爱流口水。大人流口水，则是脾虚的相，这种人通常很懒。总之，我们身体只要出现消瘦、流口水、湿肿等问题，都属于脾病，大家记住从脾上去治就可以了。

午时(上午 11 点到下午 1 点)——心经当令

古人为什么特别重视子时和午时？

午时是指 11 点到下午 1 点，这个时候是心经当令。午时和子时相对。心经当令的时候是午时一阴生，在这种阴阳交替的关键时刻，人们最好处于休息的状态，不要干扰了阴阳的变化。

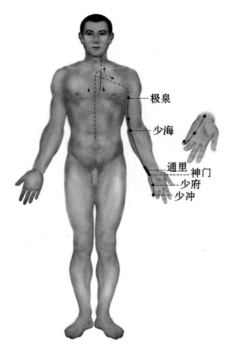

手少阴心经示意图

古人是非常重视子时和午时这两个时辰的，古时练功的人也很重视子午功。这就是我们所讲的心肾相交的问题。心的神明为神，肾的神明为志。心和肾相交的能力越强，人就显得越精神。这个时候心肾相交，就是让心火沉下去，让肾水上来。古代练功的人就是要借助于天地阴阳的转换，利用天机的运行来获取对身体有益的能量。

为什么睡午觉有益于健康？

　　我们许多人不练功，那么怎样才能达到心肾相交呢？其实，睡觉也能达到心肾相交。所谓深度睡眠，就是指心肾相交的时候，睡得不实和多梦就是心肾不交。所以，午时和子时要休息和睡觉。特别是午间要有一点小憩，就是要稍微休息一下。即使睡不着，只闭上眼睛养养神，也是对身体很有好处的。

　　另外，还有两种心肾相交的现象。一种是被人一棒子打晕的时候，在晕的那一瞬间，人能达到心肾相交。还有一种就是晕针，在护士还没有扎针的时候，有的人就会一下子晕过去，这也是心肾相交的现象。往往晕针的人病好治，因为他能够一瞬间达到心肾相交。

为什么阿胶一定要用驴皮？

　　午在十二生肖当中属马。这个"马"有什么特性呢？在中医里有一味药叫作阿胶，这个阿胶一定是要用山东的黑驴和阿井的水来熬制才行。那么，马和驴有什么不同呢？中国古代文化，认为马是属于火性的，而驴属于水土之性。马是这样的一种动物，你抽它一鞭子它会跑到死，它就像我们的心脏一样永远在那儿跳跃不停。而驴不一样，你越抽它，它越不动；你再抽它，它就尥蹶子。

阿胶的主要功能是收敛，而驴属于水性，水性是主收敛的，阿胶这味药就是取其收敛的性质，所以就必须用驴皮来熬制。如果用马皮代替驴皮来熬阿胶的话，它就是主散的，它就达不到阿胶的那种主收敛的效果。所以说药是不可乱制、乱吃的。

现在很多人把阿胶当作补血的药，是从中医的角度来说的。血是红色的，就像心火一样，它是主散的。食用阿胶，实际上是增强了血的收敛功能。它不是补血，而是使血能够相对地收敛住。这才是阿胶的真正功能。

其实，真正补血的是吃饭，胃是生气、生血之所，饭经运化而生成气血，再疏布全身，所以好好吃饭，并能消化吸收才是真正的补血大法。

心为五脏之首

中医认为在五脏中，心为"君主之官"，它的重要意义就可想而知了。君主，在中国古代就是指皇上，还叫"天子"，也可以说是天的儿子。那么这个"心"对五脏这些"百姓"而言，它就是"天子"，它在最高位。可它上面还有个天，这个天是谁呢？实际上，这个天就是我们说的那个"元气"。所以天子——心虽然统摄五脏，但是还有人管它，就是元气管它。作为人间的皇帝，同样是气数管他。元气没了，心脏这匹快马也就停歇了。

由此可知，西医所说的心脏病，在中医看来其根源在于肾精和真阳元气。所以，治疗心脏病的关键在于固摄真阳元气。

八

未时（下午 1 点到 3 点）——小肠经当令

小肠像国税局

未时是指下午 1 点到 3 点，这个时段是小肠经当令。西医认为小肠是主吸收的，中医认为小肠是"受盛之官，化物出焉"。这是什么意思呢？受盛之官就有点像国税局，收了很多的钱，但它自己不能花，必须上缴出去回馈社会，这就叫"化物出焉"。小肠的功

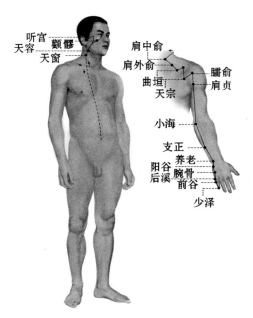

手太阳小肠经示意图

能就是先吸收被脾胃腐熟后的食物的精华，然后再把它分配给各个脏器。

为什么午饭要吃好？

下午 1 点到 3 点的时候小肠经当令，人体主吸收，所以我们午饭要吃好。这个"好"是指什么呢？就是营养和口味都要相对好些，而且还要好吸收。这就涉及一个"补"的概念：不是吃什么好东西都能"补"。

如果人体吸收能力很差的话，吃再好的东西，在体内也不能消化吸收，照样会成为垃圾。形成垃圾以后，人体还得调出元气来化掉它，这样反而使身体变得更虚。所以，吃饭和进补都要针对个人情况。这里说的个人情况，就是中医里讲的消化能力和吸收能力。

心与小肠关系紧密

心与小肠相表里，表就是阳，里就是阴。阳出了问题，阴自然也有问题；而阴要出了问题，阳也会有问题。

心为君主之官，心是不受邪的，因为它主散。因此，心脏病在最初很可能会表现在小肠经上，在临床上，有一些病人每天到下午两点多钟的时候，就会胸闷心慌。可是去医院检查，又查不出他的心脏有什么问题。其实这是因为小肠属于阳，是外边，外边很敏感的地方出问题了，里边的心脏肯定也就出问题了。

在下午 1 点到 3 点这个时间段，如果身体出现了脸红、胸闷这些现象，就应该注意心脏了。因为大多数情况下，这是心脏有问题的表现。

心与小肠这两条经络都走在小手指上，只是心经走小指里侧，小肠经走小指外侧，如果小手指有点麻木酸胀，或者突然出现红胀，都跟心经或小肠经有关。

　　小肠经当令的时候对应的生肖、时辰分别是羊和未时。羊为美味，未为花枝繁茂之象，所以这个时辰是主身体的营养吸收。大家看中国的"美"字，就是"羊"字加"大"字，因为未时是主滋味的。我们中国人关于美的概念跟西方人的理解是很不一样的，中国人关于美的概念首先是要满足口腹之欲。

九

申时（下午 3 点到 5 点）——膀胱经当令

申时是指下午 3 点到 5 点，这是膀胱经当令的时段。膀胱经起于目内眦睛明穴，然后上头沿着后背一直到小趾。它是一条很重要的经脉，在中医里号称足太阳，是阳气最足的一条经脉。

膀胱经是一条从头走到脚的经脉，因为它起于睛明穴，经脑部，

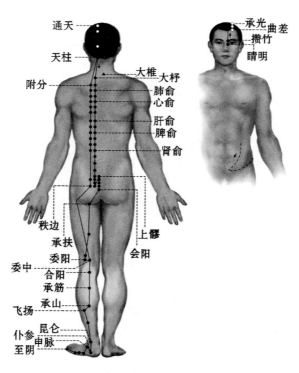

足太阳膀胱经示意图

走脖子，所以有些人脖子僵硬跟膀胱经有关；然后走两肩，走后背。其他经络都是左右对称两条线，而膀胱经在后背是四条线，所以膀胱经非常重要，头部、背部和腿脚上的许多病患都跟膀胱经有关。在申时，气血容易上输于脑部，所以学习效率很高。古语说"朝而授业，夕而习复"，就是说早晨学完东西，到下午3点至5点的时候，就应该好好地去练习，来强化我们的记忆。

申时——每天最佳学习时间

申时（下午3点至5点）是学习的最佳时段。如果公司在这个时候开董事会的话，应该是办公效率最高的时候。如果一个人办事效率不高、容易健忘，可能意味着他的膀胱经出了问题，最起码是阳气不能上头。

人为什么会头痛？

中医认为，头痛不是一个简单的问题。如果你头痛去看中医的话，大夫一定会问具体是哪儿痛：是两边痛，还是前额痛？是后脑痛，还是里面中空痛？这是几种完全不同的头痛。

如果是两边痛，就是胆经出了问题。而左边偏头痛和右边偏头痛也是不同的，因为左主肝，右主肺。如果左边偏头痛，就很有可能是肝血的问题；而右边头痛就有可能是肺气的问题。

那么前额痛呢？前额痛就是胃经出了问题。就和我们前面说的痤疮一样，在中医里都归属于胃经的病。巅顶的中空痛，是肝经出现问题，而后脑痛就是膀胱经的问题了。所以不同的头痛，它的原因不同，用药上也有所不同。

大小便时也能养生

"膀胱与肾相表里"，中医认为，小便通畅是太阳膀胱经气足的表现。膀胱经气是主管存储津液与防御外邪的，它又与肾相表里，也就是膀胱受肾管。用一个浅显的例子来说，如果小便不通畅，那就是肾出问题了。

小孩和老人小便时有一个现象，就是有时头部会打一下激灵。但是老人的打激灵和小孩的打激灵是不一样的。小孩子是肾气不足以用，肾气、肾精还没有完全调出来，所以小便时气一往下走，下边一用力上边就有点空，就会激灵一下；而老人是肾气不足了，气血虚，所以下边一使劲上边也就空了。

古人非常强调在行、走、坐、卧中养生，包括大小便时也能养生。在小便的时候有一个非常重要的养生原则，就是一定要咬住后槽牙。因为肾主骨，牙齿是肾精的外现，牙齿也是骨头的象，它在骨头中是最为密固的，也是收敛气机最足的。

所以，牙齿好不好，是肾气的问题。在小便的时候咬住牙关是有原则的，就是要"肾齿两枚如咬物"。"如咬物"就是好像咬住东西，而不是真咬，或者不出声地发"嘿"音也行，实际上就是保持气机内收的一个状态，收敛住自己的肾气，让它不外泄。

治疗干燥症的正确思路是什么？

膀胱经是人体经脉中最长的一条。申时在十二生肖里对应为猴子。猴子是上蹿下跳的，可以上到最高处，也可以下到最低处，这就是猴性，这就是膀胱经的象。

膀胱经是"津液存焉，气化则能出矣"。"气化则能出矣"，这是什么意思呢？我举个例子大家就明白了。在临床当中，有很多的干燥症患者。西医认为干燥症是免疫系统疾病，表现的突出特点是口舌干燥，到最严重的时候皮肤干、阴道干。这种病在老人中特别多。因为嘴巴里的唾液为肾所主，所以一遇到干燥症，很多人就认为是肾阴虚，就拼命地补肾阴，往往会越补越口干。

其实，人体的肾就像水池或沼泽，要想让它升上来，一定要靠太阳的气化作用。而膀胱经的气化功能就相当于太阳，膀胱经的气化功能好的话，就能够把肾水带上来，我们嘴里就有唾液。如果气化功能不好的话，阳气不足，肾水也上不来，我们就会口舌干燥。所以治这种病不妨换个思路，从肾阳和膀胱经的气化功能方面多下些工夫。

酉时(下午 5 点到 7 点)——肾经当令

肾主藏精

　　酉时是下午 5 点到 7 点，这个时候是肾经当令。我们中国人对肾是最为关注的。肾主藏精，什么是精呢？用打比方的方式来说，精就像"钱"，什么都可以买，什么都可以变现。人体细胞组织哪里出问题了，"精"就会马上过去变成它或帮助它；人体缺某种细胞，它就能够把自己转化成这种细胞。

　　所以，精是我们人体当中最具有创造力的一个原始力量，它是支持人体生命活动的最基本的一种物质。而肾能充分发挥其秘藏"精"的功能，让精在最关键的时候发挥作用。

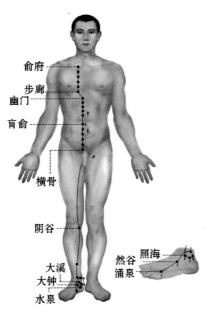

足少阴肾经示意图

肾精足，志气高

　　在日常生活中，我们会发现小孩子的志气特别高远，他们会憧憬着长大了要当科学家、宇航员、发明家。为什么小孩子会有这么高远的志向呢？

中医理论认为，肾不仅可以主"仁、义、礼、智、信"中的"智"，还可以主志气的"志"，肾的神就是"志"。一个人的志气大不大，智力高不高，实际上都跟肾精足不足有关。小孩子肾精充足，所以他的志气就特别高远。

现在有些成年人，已经没有什么远大的志向了，只想多赚钱维持生计，再比别人过得好一点就可以了，这实际上是肾精不足的表现。而人到老年，很多人会说，我活着就行了，什么也不求了，这其实就表明他的精气快绝了。

为什么鸡要炖着吃、鸭要烤着吃？

在十二生肖里，酉时对应的是鸡。鸡是火性的，而肾虽为北方水，但鸡和肾归于同一个象。在《易经》里，水的卦象是这样的——☵。在此卦象里，最重要的是其中间这个爻——▬，外边是水，中间这是什么呢？这一点就是真阳。所谓真阳，就是能藏在水里的火。

在日常生活中，有一个东西跟它非常相像，就是雷电。所以，中医把肾里边所藏的这一点点火叫作龙雷之火，而这点火就是我们人生的源泉，很多东西都是从这儿生发的。

在民间，有一种说法认为鸡是发物。为什么鸡为发物？所谓"发物"，就是它能够把热散出来。鸡里边藏着的这一点点真阳，可以把火生发出来。平常我们吃鸡，只用炖的方式。因为鸡是属火性的，所以它只能放在水里去炖。

而鸭子呢？鸭子应该怎么去吃呢？北京人吃鸭子是非常讲究的，北京烤鸭也是中外闻名的。鸭子是属于寒性的东西，所以鸭子一定要用烤的方法来吃，如果不烤的话，我们食用之后就有可能会拉肚子。中医认为，只有这样吃东西，才能符合它物质本身的那个性质。

炖鸡烤鸭学问大

类别	鸡	鸭
属性	火性	寒性
烹调方式	用水炖煮	烧烤
说明	鸡是发物，能够把热散出来。鸡属火性，只能炖食	鸭子属于寒性，要用烤法来吃，不烤而食，我们就可能会拉肚子

酉时发低烧是肾气大伤

在下午 5 点到 7 点的时候发低烧，属肾气大伤。相比较而言，发低烧好还是发高烧好呢？发高烧实际上还是气血足的一个象。气血特别足的话，才有可能发高烧。人成年之后发高烧的可能性就不大了，真正发高烧的都是小孩子，他们动不动就可以达到很高的热度，因为小孩子的气血特别足。而发低烧是怎么回事呢？实际上是气血水平很低的一个象，特别在下午 5 点到 7 点的时候，这个时候发低烧，就属于肾气大伤。

哪些人容易出现酉时发低烧的现象呢？一种是青春期的孩子。青春期是人生当中的一个黄金时期，身体正在发育，他们开始关注自己的身体，尤其是男孩子，如果手淫过度的话，就会肾气大伤，就会发生酉时发低烧的现象。这里就涉及一个教育问题，我们的教育应该让年轻人把对自己身体的过分关注转移到对身心的修养上。中医里有一句话叫"欲不可早"，就是说欲望是不可提前的。过早地开始性生活，对女子来说就会伤血，对男子来说就会伤精。这样将来对他们身体的伤害是无穷无尽的。还有一类人就是新婚夫妇，如果性事过度的话，在这个时辰也会发低烧。

为什么中国人特别注重补肾？

我们中国人特别注重补肾，主要是因为肾最具有创造力。《黄帝内经》里说肾可以"伎巧出焉"，"伎巧"，现在作"技巧"。就是说肾可以出技巧。如果一个人心灵手巧的话，这实际上是肾精足的一个表现。

肾在五脏六腑当中非常重要，就是因为它最具创造力，表现在我们人身上，就是生育孩子。如果男子肾精足，女子卵泡发育好，这就是肾精足的一个表现，那么就可以"造化形容"，生育一个孩子。

我们中国人注重补肾，因为元气藏于肾。人们常说"人活一口气"，这口气就是元气。那这个元气是什么呢？说白了就是我们先天带来的那点真气。这就有点像我们去煤气站拉煤气罐，自己拿哪个煤气罐事先并不知道，哪个煤气罐气足自己也不清楚，只是随机地拿了那么一罐。如果你拿到只有半罐气的煤气罐，那么就说明你元气是很虚的。你要想长寿的话，就必须尽量不用火，或者把阀门开得很小，这就叫养。如果你的煤气罐里的气是非常非常足的话，你不节约使用，而是使劲地开大火来烧，也用不了多久。总之，人生的那些阀门、那些气机，是不可以开得太大的。

人体的气机是少阳，是小火、是温煦。用《易经》里的话来说就叫"氤氲"，是很温润的一个东西。那么元气藏在哪儿呢？元气藏在肾里。假如说我们的五脏就像五个兄弟，那么元气就是父母。父母一般都住在老大家里，所以肾在五脏里就相当于老大。元气不足就会造成五脏的虚空，尤其肾作为老大，那么肾的虚空是最该让人重视的了，所以中国人重视肾精是对的。

为什么我们每天都要吃盐？

我们每天都在用元气，它是维系我们生机的一个很重要的东西。那么靠什么来调动我们的肾精和元气呢？我们每天都要吃一种东西，这种东西天天都在调着我们的元气，保障我们的生活能够正常有序地进行，这个东西就是盐。

中医讲咸味是入肾的，所以没有比盐更好的调元气的东西了。而养生的大法就是少调元气。因此我们吃东西口味一定要清淡，不要太浓，否则太调元气。许多人由于压力大、工作紧张，口味变得越来越重，特别喜欢咸味和辣味的东西。这说明元气已经大伤，肾精已经不足，需要靠辛辣、通窜的东西来把它调起来。

原先四川养种猪，在给种猪配种的时候，就给种猪吃大量的盐，这实际上是在拼命调动它的元气。配完种后的种猪还能吃吗？显然不能。用中医的话来说，它已经是药渣了，都已经废掉了。

人活着，每天都有消耗，消耗得最厉害的就是肾精。肾精涉及色欲的问题。如果人总是色迷迷地（盯着美女），总是纵欲，就是"明耗肾精"，其实这就属于釜底抽薪，对身体的损害很大。假如我们情绪经常不通畅，经常郁闷或者出现像《红楼梦》里边讲的所谓意淫的问题，那就叫暗耗肾精——暗暗地把肾精耗散掉了。暗耗肾精比明耗肾精更加损害人的身体。如果耗得太多，那我们的人中就会慢慢地变得扁平，身体就每况愈下了。

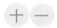

戌时(晚上7点到9点)——心包经当令

"代君受过" 的心包

戌时是指晚上7点到9点，这个时候是心包经当令。西医里没有心包经这个概念，只有中医里有这个概念。中医认为心为君主之官，心是不受邪的。那么，总得有一个东西 "代君受过"，这个东

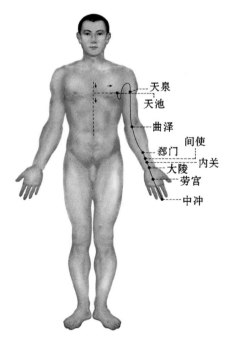

天泉
天池
曲泽
间使
郄门
内关
大陵
劳宫
中冲

手厥阴心包经示意图

西就是心包。

心包经是从心脏的外围开始的，走到我们的腋下三寸处，然后再从腋下一直沿着手前臂的中线，经过劳宫穴，到达中指指尖。我们的每一根手指上都有经脉通过，中指麻木的话，如果不是颈椎的问题，很有可能就是心包的病。

膻中穴——增强免疫力的养生穴

心脏的病，首先会表现在心包上。在《黄帝内经》中，心包经的病叫"心澹澹大动"，就是感觉心慌或心脏"扑通、扑通"往外跳的时候，那肯定是心包的病而不是心脏的病。

心包有一个非常重要的穴位叫作膻中穴，它在两乳之间。人的心情特别郁闷或生气的时候，都会有一个习惯性动作就是拍胸脯，也叫作"搏膺"。表面上我们打的是胸脯，实际上是在打膻中穴。因为它是主喜乐、主高兴的一个穴位。这个穴位不通畅，对人的身体是不利的。所以，在日常生活当中，我们要经常去按摩膻中。

在西医里，膻中穴就相当于胸腺。胎儿在母体中时，胸腺是非常大的，它是一个很大的免疫系统。胎儿成长快，前提是什么呢？前提就是快乐，人快乐，经脉就会通畅。这蕴含着人生一个最重要的道理——人生就应该快乐，这样才能够经脉通畅；人生只要不快乐，经脉就堵。而在我们出生之后，胸腺就会退化，这不仅说明免疫系统在逐渐萎缩，而且我们人生的快乐也打了折扣。所以，我们要想身体好，先要自己找乐，其次要经常按摩这个穴位（膻中穴），目的就在于刺激它，从而增强我们的免疫力。

敲打心包经——家庭解郁的实用法

在民间，百姓还有一种敲打心包经的锻炼法，对解郁、解压非常有效。

那么如何敲打心包经呢？首先要用手指掐住自己腋下里边的一根大筋，然后拨动它。当拨到这根大筋的时候，小指和无名指就会发麻，这就表示按摩到位了。这个大筋底下有一个非常重要的穴位，叫天泉穴，是个解郁大穴，用手经常按揉它，对身体非常有益。

如果每天晚上临睡觉前拨天泉穴十来遍，然后沿手臂内侧中线敲打下去，就可以排去自己的郁闷，对身体非常有好处。据说这样还可以减肥，其实这个动作的关键在于可以增强心脏的活力，心脏的活力加强了，整个身心的代谢就会加强。

人生每天两个重要的十分钟

古人认为，晚上 7 点到 9 点"阴气正盛，阳气将尽"，所以主张男人这时要与女人一起娱乐。古人的娱乐方式可不像我们现在这样多，在古代天黑了要玩还要点灯，很费油，所以古人不这么做。这个时候他们的娱乐就是唠嗑，为亥时进行性生活做准备，即先满足心的愉悦，然后再满足身的愉悦。现代医学认为，做爱的最佳时间是夜里 10 点。所以在这个时候，先要保持心的舒畅，从内心深处来愉悦自己、对方，然后才谈得上身体的满足和愉悦。

在我们人生当中，有两个"十分钟"最为重要。第一个十分钟就是每天要跟自己的身体交流十分钟，比如去拨心包经，或者去闭目养神十分钟。这个十分钟，会让你的身体有一个全方位的休息。

另一个重要的十分钟就是，要和自己生命当中最重要的一个人交流十分钟。现在提倡和谐社会，而和谐社会最关键的一条，就是要有一个和谐的家庭。所以在这个时候，丈夫不能一边看着报纸一边跟妻子交流，应该认认真真地跟妻子去探讨，不管是谈事还是闲聊，都要认认真真地去和她交流十分钟。这十分钟对自己的生活来说也是非常重要的，它可以保证自己的生活健康有序地发展。

双手合十、下跪——身心修炼的好方法

日常生活当中，我们常会做一个动作，那就是双手合十。从中医的角度讲，双手合十就是收敛心包。然后把这个动作停在胸前，那么掌根处正好是对着膻中穴。这样做，人的心神就会收住，双手一合十，眼睛自然会闭上，因为心收敛了，神就收敛了。眼睛就是神的外散，所以收心的前提是先收眼神。

再比如说下跪，在中国文化当中，下跪也是一种身心修炼，是一种文化。为什么这么说呢？因为只有在放下自我的时候，才能够呈现人生的另外一面。下跪讲的是放下自我，并不是说给任何人都可以下跪，只有在特定的人面前，人才可以放下自我。另外，当我们跪下时，大腿和小腿的前侧都得到了抻拉，这恰恰锻炼的是胃经，人的脾胃运化足了，身体就康健了。

在日常生活中，大家一定要特别注意这些动作，在中医里，这些动作叫作以形领气，通过自己的形、自己的身体来保障气的运行。

亥时(晚上9点到11点)——三焦经当令

什么是"三焦"呢?

亥时是指晚上9点到11点,这段时间是三焦经当令。在中医里,三焦经是一个很特殊的概念。首先看"焦"这个字,它的上半部分是"隹",即小鸟的意思。下半部分四点水,是火的意思,是

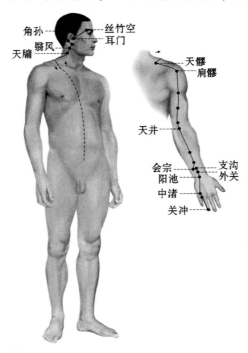

角孙　　　丝竹空
　　　　　耳门
天牖　　翳风
　　　　　　　　天髎
　　　　　　　　肩髎

天井

会宗　　　支沟
阳池　　　外关
中渚

关冲

手少阳三焦经示意图

火象。上面既然是小鸟，底下就应该是小火，如果是大火就会把小鸟给烤干了。所以三焦属少阳，是小火；人体表是太阳，是大火。

　　至今，中医对三焦仍有不同的解释。一种看法是，三焦就是我们人体的腔子。人体的很多脏器包括在三焦内。上焦是心和肺，中焦是脾和胃，下焦是肝和肾。比如有的人在春天会思春，这种人会有一个相，就是下巴长满了红疙瘩，也属于痤疮。当痤疮长在脸上和额头上的时候，就说明是胃经的问题。如果长在下巴上，就是肾里边的真火，也叫相火。为什么叫真火呢？能藏在水里的火，就是真火！真火一泛上来，就全显示在下巴上了。如果去看中医，他就会说这属于下焦火旺。

　　我对三焦的理解是这样的：人体的五脏六腑中间都有一个联系的系挂，而三焦就是这个系挂。人体系挂是哪些东西？像膜、筋，还有脂肪或其他连缀物，这些都相当于三焦。三焦一定要保持通畅，这样人体才能健康。如果不通畅，人就会生病。一旦三焦病了，那人就危险了。

"亥"字是什么意思？

　　三焦在十二时辰里对应着亥时。"亥"字是中国文字里最特殊的字之一。为什么这么讲呢？《说文解字》中第一个字是"一"，最后一个字是"亥"，所以不要小看这个字。中国古代文化的特点是"道，一以贯之"，全都在讲一个问题，它只不过是用道来讲的。

　　为什么在《说文解字》中起始的字是"一"，而最后一个字是"亥"呢？为什么一天的十二时辰里，最后一个时辰也是亥时呢？为什么这个时候叫亥呢？亥字做什么讲呢？大家先来

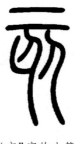

"亥"字的小篆

看看这个亥字的写法："亥"字上面是一阴一阳，下面像一个男人搂着一个女人在睡觉，而这个女人又怀孕了。这是生命开始进入新一轮的标志，这是亥的本意。文字和时间到"亥"就都终结了，再回到起点"一"。"一"就是开始，如果说"一"在古代文化中代表先天的混沌。那么，"亥"字则表示又回到初始的混沌状态，生命的轮回重新又开始。

因此，在中国传统文化中，无论是医道，还是文字学，我们始终能看到其精神内核的统一性，始终能看到古人对宇宙自然生命的理解与态度。太阳每日照常升起，而人类的生命与生活也会沿着其本来的秩序而运动和发展，都可以在结束的时刻一切又重新开始……

亥时——夫妻做爱的最佳时间

西方人认为从生物钟上讲，晚上 10 点是做爱的最佳时期，但是他们没有说出这其中的道理。如果大家研究一下中国传统文化，就会知道为什么亥时是夫妻做爱的最佳时间了。在戌时，男女的心已经很喜悦了。那么下一步就是要让肉体也能够喜悦，这就是身心不二。

中国文化讲究身心不二，一个人的心喜悦了，他的身体也要喜悦，所以在这个时候，人体就要进入到一个男女阴阳和合的时期。而睡觉和养育婴儿其实是一回事，都是让生命在休养生息中得到新的能量，使生命进入到下一个新生的阶段。

同样，为什么《易经》只有 64 卦呢？在《黄帝内经》的《上古天真论》中讲到，阳到了"八八六十四"，也就是男人到了 64 岁的时候，他已经不能再创造新的东西了，生命就已经进入下一个轮回了。所以，到 64 卦以后再谈别的卦象已经没有太大的意义了。

《黄帝内经》就是这样，它把事物全都归为一类去分析，比如说生肖与时辰。亥时就是三焦经当令，从属相上来讲，这一时段的状态就像猪。猪怎么跟亥时相关呢？实际上就是说，猪总是处于那种享受的状态，就是什么都不管，吃饱了喝足了就躺在那儿哼哼，以此来养自己，所以猪是可以养肥的。从取象比类的角度来讲，它是归为一类的。猪是没有郁闷情绪的，猪要郁闷也长不胖。所以猪的身心处于三焦通泰的状态，就是一个身体全都通畅的象。

《黄帝内经》告诉我们，人体是一个最无为和最自足的系统。我们如果偏离了无为、自足的本性，是必然要生病的。所以，一定要因循身体本性的原则，这样身体才是和谐的，情绪才可能达到和谐的状态。一个国家也要因循自己本性的原则，这样才能达到一个和谐的状态。

十二时辰养生表

时辰	时间	说明	注意
子时	23:00~1:00	胆经当令（胆经在子时值班）	子时要睡觉
丑时	1:00~3:00	肝经当令（肝经在丑时值班）	养肝血
寅时	3:00~5:00	肺经当令（肺经在寅时值班）	进入深度睡眠
卯时	5:00~7:00	大肠经当令（大肠经在卯时值班）	应排便
辰时	7:00~9:00	胃经当令（胃经在辰时值班）	要吃早饭
巳时	9:00~11:00	脾经当令（脾经在巳时值班）	运化养分
午时	11:00~13:00	心经当令（心经在午时值班）	午时要小憩
未时	13:00~15:00	小肠经当令（小肠经在未时值班）	吸收营养精华
申时	15:00~17:00	膀胱经当令（膀胱经在申时值班）	最佳学习时间
酉时	17:00~19:00	肾经当令（肾经在酉时值班）	补肾元气足
戌时	19:00~21:00	心包经当令（心包经在戌时值班）	保持心情愉快
亥时	21:00~23:00	三焦经当令（三焦经在亥时值班）	阴阳调和享受性爱

曲黎敏养生智慧

◆造成肝病的四要素：生气、滥饮、晚睡、滥服药。

◆一个人的志气大不大，智力高不高，实际上都跟肾精足不足有关。

◆过早地开始性生活，对女子来说就会伤血，对男子来说就会伤精。

◆足三里是一个长寿穴，经常按摩足三里是养护我们胃气的一个好办法。

◆如果一个人办事效率不高、容易健忘，可能意味着他的膀胱经出了问题。

第六章

上古天真论

生命是一个过程。在这个过程中，每一步我们都要有一个深刻的反省，甚至包括要向小孩子去学习，来重新认识生命的真理。

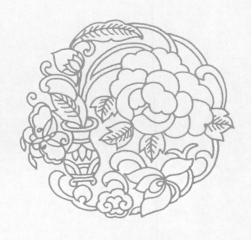

一

生命是一个过程

《黄帝内经》第一篇是《上古天真论》。所谓天真，就是指本性，因为本性最天真。在我们人体中，五脏六腑是最天真的。人体不能因为你想生出什么它就可以生出什么的，因为五脏六腑本身处于一种很和谐的状态，是一种很和谐的格局。

中医就用五行来表达这种和谐的格局，五行相生相克，自成一体。比如说肾水足了，肾精足了，你就可以生发起来——可以生木，生木就是生肝，肝阳只要一生发，就能够助心火，因为木生火，而火可以生土，而土可以生金……这就是按照五行相生而来的，五行自身就具有一种和谐性与平衡性。

所以我们经常说，人体才是最自足的，人体是自组织结构里最精确的、最精准的东西。它自身能够以无为的方式达到一个非常有为的状态。这是我们人体的表象，这就是我们所说的"上古天真论"。

其实，《黄帝内经》第一篇是讲我们身体的本性到底是怎样的，当了解了身体的本性以后，就可以明白我们应该怎样去生活。

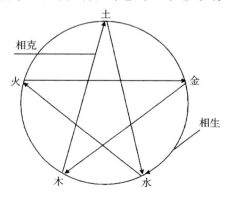

五行相生相克示意图

昔在黄帝，生而神灵，弱而能言，幼而徇齐，长而敦敏，成而登天。

在现实生活中，养生无处不在。大家看以上这些文字，都是很整齐的四言。如果以吟诵的方式读这句话，并将自己的声音保持在抑扬顿挫的状态，这本身就是在养气。

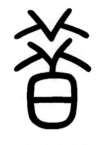

"昔"字的小篆

"昔在黄帝，生而神灵"。"昔在黄帝"的"昔"字是什么意思呢？大家看这个字在古代的写法：就是日在水下，太阳已经到了洪水里边了，这意味着一个很远古的洪水时代。"昔在黄帝"的表面意思就是：很久很久以前有个黄帝。其实真正的内涵是洪水时代新人类产生。

"生而神灵"是什么意思呢？实际上是说，任何一个生命的出生都有其不可思议的一方面。一个受精卵经过受精分裂后再经过十月怀胎，就能够完成人类几亿年的进化，这难道不是一种神灵吗？所以，这不是单纯地在说黄帝，而是说我们每个人都生而神灵。事实上，每个人"生而神灵"都是有相可循的。

小孩子的特色

● 德厚则不恐

老子曾这样描述小孩子："含德之厚，比于赤子。毒虫不螫，猛兽不据，攫鸟不搏，骨弱筋柔而握固。"这是什么意思呢？老子认为刚出生的小孩子阳气特别足，肾精特别足，毒虫猛兽也不会侵害他，德厚则不恐，可以达到"泰山崩于前而不乱"的境界。

●骨弱筋柔而握固

小孩子还有一个特点，叫作"骨弱筋柔而握固"。什么叫"握固"呢？大家如果仔细观察就会发现，刚出生的小孩都是攥紧小拳头的，他的大拇指一定是被其他四指紧紧包住的，就是大拇指掐住无名指的指根处，这就是握固。

古代的习武之人认为，无名指的指根处相当于肝魂的关窍。我们的手能握住，这实际上说明我们有一条经脉的经气是特别足的，这条经就是肝经，因为肝主握。握是肝气足，固是固肝魂，为什么小孩子要固魂呢？这是因为婴儿出生时有自保功能，小孩子都有囟门，囟门在古人眼里就是灵魂来回出入的地方。小孩子在出生的时候，一定要能固住他的魂。

人在去世的瞬间都是"撒手而去"。哪怕是一个半身不遂而且浑身蜷缩到一起的人，在临死的瞬间，他的手也会"啪哒"一下散开。中医对这种现象的解释就是，肝气一绝，手就没有握力了，肝魂也随之而散，所以会"撒手而去"。

●精特别足

老子在形容小孩子的时候还说过："未知牝牡之合而朘作，精之至也。终日号而不嗄，和之至也。"这是什么意思呢？"牝"是母马，"牡"是公马。"未知牝牡之合而朘作"的意思是，小孩子并不懂得男欢女爱，可是男婴也会有勃起的现象。这是什么原因呢？

西方心理学家弗洛伊德解释说，这是因为小孩子有性欲，其实这种解释是错误的。老子解释得非常清楚，他认为这是"精之至也"，是因为小孩子的精特别足，他不需要去想男女之事就能够达到这种"一阳初起"，这是精足的一个表现。而现在，成年人可能要靠外界的刺激才能达到这样的效果，这或许说明成年人没有婴儿的精足。

"终日号而不嗄"是什么意思呢？就是说婴儿整天地哭，但嗓子不会哑，而我们成年人一哭嗓子就容易哑，这是什么原因呢？老子认为这是"和之至也"。气是和的，小孩子哀而不伤，哭就是想表达他的一些愿望而已，他不会把自己的欲念留在心里，只要你满足他了，他也就好了。他的哭不会伤到气，所以他会"终日号而不嗄"。大人一伤心就五脏俱焚，自然伤阴，所以嗓子会哑。

● 爱问根本性的问题

什么叫"弱而能言"？"言"是有逻辑、讲真理的意思，人言为信。人和言放在一起是"真实"的意思。我们仔细想一想，其实小孩子很多问题都是在"问根本"，比如小孩子经常会问这样一个问题："妈妈，我从哪儿来？"大家可不要小看这个问题，这可是整个20世纪人类没有解决的三个核心问题之一。这三个问题第一个是"我是谁"，第二个是"我从哪儿来"，第三个是"我往哪儿去"。

小孩子可以问这些根本性的问题，而我们长大以后，几乎每天都在说废话。比如早晨一起床就问人家"起了吗？"或者为了应酬问人家"吃了吗？"我们很少有人每天早晨起来第一件事就思考"我是谁"。其实，中西方文明的终极目标都试图要解决这一个问题。

西方文明的终极哲学是"认识你自己"，而东方文明的终极目标是"天人合一"。"天人合一"探寻的是何为天、何为人，人和天到底有一种怎样的相关性，人怎样才能与天地和合，做到"因天之序"。

"幼而徇齐"是什么意思呢？"徇""齐"都是快的意思。"幼而徇齐"就是说人小的时候成长的速度很快。所有的小孩子，无论男孩还是女孩，在16岁之前个子长得都特别快，而过了青春期以后，生长速度就放慢了。

"长而敦敏"的意思就是，人长大了就有点"傻了"。"敦"就是心会变得厚道了。"敏"在古代是指一个人给别人扎头发。"长而敦敏"就是说人长大了，有点厚道了，懂得礼节、懂得约束自己了。这就是说真正的圣人都是懂得约束自己的，不仅要掌控自己而且要约束自己，这样才能有所成就，这也就是"成而登天"的意思。

以上几句都是在讲一个问题：生命是一个过程。在这个过程中，每一步我们都要有一个深刻的反省，甚至包括要向小孩子去学习，来重新认识生命的真理。

二

法于阴阳，和于术数

（黄帝）乃问于天师曰：余闻上古之人，春秋皆度百岁而动作不衰；今时之人，年半百而动作皆衰者，时世异耶？人将失之耶？

岐伯对曰：上古之人，其知道者，法于阴阳，和于术数，食饮有节，起居有常，不妄作劳，故能形与神俱，而尽终其天年，度百岁乃去。

《黄帝内经》这本书实际上是黄帝跟他的老师的对话。全世界最初的经典都是以对话记录的形式存在的，像《柏拉图对话集》《苏格拉底对话集》，它们都是探寻世界真理的哲学。"（黄帝）乃问于天师"，这个天师叫岐伯，是黄帝几个老师当中的主讲老师。黄帝问他："余闻上古之人，春秋皆度百岁而动作不衰；今时之人，年半百而动作皆衰者，时世异耶？人将失之耶？"这句话虽然是古人说的，但是现在看来一点都不过时。

为什么过去的人能活得很长久，而且能保持不衰老，而我们现在的人只要年过半百身体就开始出现衰老的迹象？对此，黄帝问道，是时代变了，还是人的问题？

岐伯明确地回答了黄帝的问题：千百年来，天的顺序没有变，永远是东西南北；四季的更替顺序没有变，永远是春夏秋冬。所以，变的只可能是人的心。"其知道者"的"道"就是"法于阴阳，和于术数"。这就是说，我们应该按照自然界的变化规律而起居生活，应该根据正确的养生保健方法进行调养锻炼。

"食饮有节"的意思是吃喝都要有节制。这里还涉及节气的问题。什么时间该吃什么东西，也就是什么时间得什么时间的气。比如，现在我们都喝菊花茶，但是大家都不明白菊花茶的道理。其实，菊花茶最重要的一点在于跟其他的花相比，它得的最多的是秋冬二气，很多花到了秋冬两季都不开花，只有菊花可以开。菊花多了秋冬二气，所以它可以补我们的肺和肾。

"起居有常"就是说每天的晨起和晚上入睡都要遵循"日出而作，日落而息"这个规律。一定要守这个规矩，"不妄作劳，故能形与神俱，而尽终其天年，度百岁乃去"。

人为什么会得病——习性造病

今时之人不然也，以酒为浆，以妄为常，醉以入房，以欲竭其精，以耗散其真，不知持满，不时御神，务快其心，逆于生乐，起居无节，故半百而衰也。

古人生活的核心原则是"法于阴阳，和于术数，食饮有节，起居有常"。然而"今时之人则不然也"，岐伯认为现在的人却不是这样生活的。"以酒为浆"的真正含义是指现在的人都在做非理性的事情。因为喝酒可以使一个人丧失理性。

什么是"以妄为常"呢？"妄"就是胡来，"常"是我们之前讲过的东西南北、春夏秋冬，就是"法于阴阳，和于术数"。"常"是不变的，而我们现在往往是胡来的，在该做某件事情的时候却不去做，比如该结婚的时候不结婚，该生育的时候不生育，不该生育的时候又来生育。这都叫以妄为常，这都是没有理性造成的。因为丧失了理性，所以不能掌控自己的行为。因此，《黄帝内经》最关键之处，就是劝诫人一定要掌控自己，不要以妄为常。

疾病是父母遗传的吗？

大家一定要记住，《黄帝内经》讲的是习性造病，而现在很多人却认为自己得病都是遗传的，其实在中国文化里不存在遗传这个词。

那么，所谓的遗传是什么呢？应该是自己和父母的生活状态、生活习惯和情志等方方面面都很相似。比如说，爸爸受了妈妈一辈子的气，然后他们的儿子找对象的时候又照妈妈的样子去寻找自己的意中人，之后也可能受一辈子气。这样，父子二人最后都患了肝癌。这主要是因为他们的生活习惯和情志方面所受的影响太一样了，所以这也叫以妄为常。

为什么欲望会使人生病？

人一定要有理性，要能控制自己的身体，同时也要控制住自己的情绪，包括情欲等，否则的话，就是"醉以入房，以欲竭其精"。因为欲念而耗散了精，因此，是欲望造的病。"以耗散其真"，因为有各种喜好、欲望而丧掉了真阳元气。

"不知持满，不时御神"，用我们现代的话来说就是不知足，老追求外在的事物。现代人为什么烦恼多？就是因为太追求外在物质了。古代人为何烦恼少？因为他向内追求，追求身心的修养。

现在我们大家向外追求的东西太多了，追求"五子登科"——妻子、儿子、房子、车子、票子，一样都不能少。汽车真的对你很有用吗？天天开着车没准儿还会出现由于不经常运动而造成的体质下降，最后没准儿还会得一个高血压或者糖尿病。其实，人的生存是很容易满足的，但是人的欲望是不容易满足的。

因此，大家一定要记住这个根本性的道理，不要总和医生说"大夫，给我治治病吧"，应该先把自己的不良生活习惯改了，这样病就去了一半。现在老讲改变人的思想，却不知道要改变人的习惯。如果我们的坐姿正确了，脊柱、颈椎就不会太歪，气就能上来得顺畅一些，就不会腰酸背痛腿抽筋了。"不知持满，不时御神"，不按时去驾驭自己的精神，不懂得驾驭自己的精神，"务快其心"，只以痛快为目的，"逆于生乐，起居无节，故半百而衰也"，这样的话，人肯定会半百而衰。

四

怎样才能不得病

夫上古圣人之教下也，皆谓之：虚邪贼风，避之有时，恬淡虚无，真气从之，精神内守，病安从来。

"虚邪贼风，避之有时"，圣贤告诉大家：不好的地方不要去，不好的事物就不要去沾它。明知道迷恋网络不好，你还要放纵自己，这就是"以妄为常"，就是专往"贼道"上走。最关键的是"恬淡虚无，真气从之，精神内守，病安从来"。

怎样追求淡定？

《黄帝内经》第一篇不是单纯从医学角度告诉大家怎么治病，而是先告诉大家怎样能够不得病。那么，怎样才能不得病呢？就是要做到"恬淡虚无"，这可是个很高的境界。现在，各种这个"家"、那个"家"都在谈论我们人一定要追求一种淡定的状态。淡定怎么追求？谁能定下来？

大家都知道苏东坡很有修为，他曾经作过这样一首诗："稽首天中天，毫光照大千。八风吹不动，端坐紫金莲。""八风吹不动"，意思就是说无论人间的贪、嗔、痴、名、利、毁、誉等，还是宇宙之风、四面八方的风都吹不动他。苏东坡认为这首诗写得太好了，于是就让书童把文章送到江对岸的一个老和尚那儿。老和尚看后，回写了一个字——屁。

苏东坡看了非常生气，马上过江去找老和尚评理。他愤愤地对老和尚说："我如此淡定之境界，竟然让你说了一个'屁'字!"老和尚一听就笑了，并在上面又加了一句话："一屁过江来。"老和尚嘲笑他说："你认为自己非常淡定，但我只写一个小小的'屁'字，就让你跑来了。"这就体现了苏东坡对名的欲念和强大的好胜心。风和屁哪儿能比呢？一个小小的屁就可以让他马上跑过来，那么他所认为的淡定在哪儿？所以说，淡定是很不容易达到的境界。

思想的妄动引发了形体的妄动，然后是精气的妄动，人焉能不病？那么，怎样才能够淡定呢？答案就是"精神内守"。精是肾，肾精要足才可以定心神。这是一种心肾相交的能力，这种能力增强了，我们才能淡定。而想让这个功能强大，就必须要锻炼我们心肾相交的能力。

如何锻炼心肾相交的能力？

如何去锻炼呢？有一种方法很简单，就是用我们的手去搓我们双脚的脚心。因为心包经的脉是通过劳宫穴的，劳宫穴在我们的手心里。而肾经是斜走于足心，在我们的足心有一个穴位叫涌泉。如果想让我们的心肾相交，就可以用我们的劳宫穴和涌泉穴对搓。总而言之，精神内守就是当你的精和神都特别足的情况下，你才可以淡定，才可以达到恬淡虚无的境界。

总之，"精神内守"是方法，"恬淡虚无"是境界，"真气从之"是结果，没有病是目的。一旦达到恬淡虚无的境界，真气就可以从之。真气就是元气，"真气从之"就是说元气可以按照自己的本性去运化和收藏，而不需要外在的东西来控制。"病安从来"，意思是说，如果你心肾相交能力很强的话，你的病还从哪儿来呢？其实，这句话也是中国古代所有修炼身心方法的一个总原则。

是以志闲而少欲，心安而不惧，形劳而不倦，气从以顺，各从其欲，皆得所愿。

"志闲而少欲"，"闲"在古代是界限的意思，"志闲"就是说人的理想和抱负要有一个界限，不能什么都追求；"少欲"就是人不要有过多的欲望，要让所有的欲望有一个界限，这样就能做到"心安而不惧"。肾主志，自己不动肾精了，心也会安定下来，就不会恐惧了。

五脏对应五液

"形劳而不倦"，就是让身体经常地有所劳作。这里涉及体育锻炼的问题。那我们现在应该怎么锻炼呢？中国古代锻炼方式的基本原则是不主张出大汗，因为"汗为心液"。

在这里，我们要说说五脏所对应的五液：心对应汗，肝对应泪，脾对应涎，肺对应涕，肾对应唾。我们口中白白的、泡沫状的东西就是唾，它是从肾精来的，是太阳膀胱经气足气化而带上来的。如果人的唾液很少，口唇比较干燥，那就是因为膀胱经气不足，也就是太阳的经气不足，不能炼精化气，肾精上不来。

眼泪是从哪儿来的呢？肝开窍于目。所以泪水都是从肝那儿来的。如果一迎风，眼睛就流泪，那就说明肝有问题。肝在中医里属厥阴，迎风流泪就说明厥阴不收敛。

鼻涕是从哪儿来呢？鼻涕是肺气的外现，我们感冒的时候打喷嚏是属于肾，但是流鼻涕是属于肺。流鼻涕是肺受寒造成的。

● 小孩子为什么爱吃糖？

还有一种东西就是涎，就是口水，涎从脾来。小孩特别爱流口水，中医认为脾属于后天，小孩脾胃发育尚弱，故有此相。脾最喜欢甘甜类的东西，小孩子脾胃虚，所以他的脾胃需要用甘甜类的东西来进补，因而小孩子爱吃糖是一个正常的现象。

人身体的汗是心血的变现。由于心主血脉，血全身无处不有，汗水也可能全身都出。所以中国古人的锻炼原则是"形劳而不倦"，再怎么活动也不能让人体超负荷地去运转，所以不可以大汗淋漓。

中国古代锻炼方法的要求是微微出汗，叫"沾濡汗出"，出一层细汗，对人体是最有好处的。因此，请大家在锻炼的时候注意保持这个原则，不要出大汗，这样的话就会"气从以顺"。我们人体的气脉如果非常畅通，那么各个脏腑都能满足自己的欲望，得到自己想得到的。

五

脏腑本性

故美其食，任其服，乐其俗，高下不相慕，其民故曰朴。

"美其食"的意思是，以自己应该得到的那个东西为美。这是非常难做到的。每个脏腑都只得自己该得到的东西，小肠该得到的是液，那它就要那个液；大肠该得的是粪便，那么它就要那个粪便。

"任其服"是什么意思呢？古代官员的衣服是和他们的级别相关的，不能乱穿。一个普通老百姓不能没事在家里穿着龙袍，这就叫不任其服。在古代，试穿龙袍的这种做法是要引来杀头之祸的。这就是我们传统文化里的守时和守位的问题。每个人守住自己的本分，就可以不生病，五脏守住自己的本分，五脏就可以不生病。

"乐其俗"的意思是，只干自己能干的事，并且以自己的风俗为乐。脾以运化为乐，肾以收藏为乐，心以疏布为乐，肝以生发为乐，肺以肃降为乐。

"高下不相慕"是什么意思呢？就是说位置高的不要瞧不起位置低的，位置低的也不要羡慕位置高的。我们人体中的五脏是可以做到这一点的。如果大肠对心说："我太羡慕你，让我上去待会儿吧。"如果真那样，人体本身的次序就被打乱了，人也要完蛋了。但是心也别瞧不起大肠的功能，没有大肠的功能，心血的正常运转也是做不到的。

"高下不相慕"是很重要的，也是人性所达不到的一点，人的所有烦恼都在于攀比。脏腑的本性是无为的，是非常朴实的，所以"其民故曰朴"。而我们人是不朴实的，因为我们做不到"高下不相慕"，永远都在追求得不到的东西。

是以嗜欲不能劳其目，淫邪不能惑其心。愚、智、贤、不肖不惧于物，故合于道。

"淫邪"是过度、过分的意思，不要让任何过度和过分的东西去干扰心，让心神耗散。愚、智、贤、不肖等无非是对五脏六腑本性的一种描述，比如心是聪明的；大肠天天储存大便，它是愚钝的。可无论它们是傻、是笨、是聪明，它们都依准自己的本性去生存，不受外界的干扰——不惧于物，都各自满足自己的需求——故合于道。因此，人的本性是合于道的，我们的身体本身就是合于道的。

《黄帝内经》通过这样一种朴素的方法来指导我们的人生，通过一种最直观的方法来认识问题、解决问题。可现在为什么我们的身体不合于道了呢？归根结底，都是因为我们个人的欲望。比如晚上11点该睡觉的时候你偏偏不睡觉，非要熬到夜里3点。三四点钟是熬夜时最难受的一个阶段，因为这个时候肺气开始全身心地疏布，重新分配气血。如果这时你再不睡觉，对身体就是大伤。

古代的人都能够"度百岁而动作不衰"，我们其实原本也可以，但是由于我们自身的欲望把我们的人体耗干了，所以"度百岁而动作不衰"就成了一种奢望。古代的圣人正是从身体的本性中体悟到人间正道及人的品行、德行的，所以能够不被欲望所迷惑，以其"德全而不危也"，这也就是医道的总纲。

人体生命的衰老过程

年龄	生理特征
10 岁	五脏始定，血气已通，其气在下，故好走
20 岁	血气始盛，肌肉方长，故好趋
30 岁	五脏大定，肌肉坚固，血脉盛满，故好步
40 岁	五脏六腑十二经脉，皆大盛以平定，腠理始疏，荣华颓落，发鬓斑白，平盛不摇，故好坐
50 岁	肝气始衰，肝叶始薄，胆汁始减，目始不明
60 岁	心气始衰，若忧悲，血气懈惰，故好卧
70 岁	脾气虚，皮肤枯
80 岁	肺气衰，魄离，故言善误
90 岁	肾气焦，四脏经脉空虚
100 岁	五脏皆虚，神气皆去，形骸独居而终矣

阴阳论——女七男八

　　帝曰：人年老而无子者，材力尽耶？将天数然也？

　　岐伯曰：女子七岁，肾气盛，齿更发长；二七而天癸至，任脉通，太冲脉盛，月事以时下，故有子；三七肾气平均，故真牙生而长极；四七筋骨坚，发长极，身体盛壮；五七阳明脉衰，面始焦，发始堕；六七三阳脉衰于上，面皆焦，发始白；七七任脉虚，太冲脉衰少，天癸竭，地道不通，故形坏而无子也。

　　黄帝又问了一个问题："人年老而无子者，材力尽耶？将天数然也？"意思是，人到最后身体慢慢就衰老了，这是材力尽了、精没了，还是天数将尽？这也是我们在生活中经常会问自己的一个问题。要谈这个问题，首先要了解阴阳的本性。

女七男八

　　在这里出现一个新的概念：女子的生命节律是跟七相关的，男子的生命节律是跟八相关的。同时，女子又是阴的代名词，男子又是阳的代名词。"女子七岁，肾气盛，齿更发长；丈夫八岁，肾气实，发长齿更。"刚开始发育时，女子是七岁，男子是八岁。而女子到了七七四十九岁的时候就是更年期了，男子八八六十四岁的时候才进入更年期。刚开始发育时，男女年龄相差是很少的（一岁），可到更年期的时候，他们的年龄实际上已经相差了十五岁。

女子七岁"齿更发长"，男子八岁是"发长齿更"。一个是"齿更发长"，一个是"发长齿更"，这种描述意味深长。这里涉及了人体的两个东西——头发和牙齿。头发在中医里边是一味中药，叫血余。血余就是血剩余的东西，血足了以后长出来的东西叫头发。而肝主生发，主藏血，所以我们头发的生长速度跟肝血相关。

牙齿是人体当中最为密固收敛的，它是肾气的外现。女子先齿更后发长，男子先发长后齿更，这就是说女子收敛在前，生发在后，这也是"阴"的特性之一。男子生发在前，收敛在后，这也是"阳"的特性之一。表现在生殖器上，女子的生殖器全部内收；男子生发在前，所以生殖器就全长在外面了。

女子在七岁的时候开始发育，到了二七一十四岁时，即"二七而天癸至，任脉通，太冲脉盛，月事以时下，故有子。"天癸的"癸"，是天水的意思。这个"癸"字在甲骨文里是这样写的：四方流入中央之水，所以癸属水。天癸在很大程度上是指一个人先天的创造力。我们说过小孩的肾精特别足，是"潜龙勿用"，是沉潜在

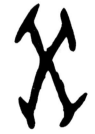

"癸"字的甲骨文

那儿不轻易发泄。所以，小孩子在七八岁之前，肾精都是密固在那里不启动的。到了青春期的时候才开始启动，一旦启动，就会"太冲脉盛"。

太冲脉是人体的奇经八脉之一，是一条阳经，它也起于会阴，然后从人的气街部分（大腿根处）上来沿着任脉两边往上走，最后散于胸中。所以，女子的第二性征之一就是乳房开始发育。而男子由于阳气特别盛，太冲脉可以不散于胸中，而是直接往上冲，一直调到"环唇口"的位置。所以，男子的第二性征之一就是长胡须。

为什么有些男人不长胡须？

而有一种男人天生不长胡须，《黄帝内经》管这种人叫作"天宦"，也就是说他是天生的宦官，其实他跟宦官有很大的区别。为什么这种男人不长胡须呢？一种是因为他先天气不足而血有余，太冲脉上不来，所以他不长胡须；还有一种是他先天阳气的收敛功能特别强，能憋住而不宣发出来，这种人性情比较复杂，有点"神龙见首不见尾"的意味，不太好惹。

古代的宦官在阉割之前是有胡子的，但被阉割了后就不长胡须了，这又是什么原因呢？由于太冲脉从大腿根部上来，对男性而言，太冲脉实际上是从睾丸处上来的。既然他的睾丸被割除了，从根本上来说就是伤了他的太冲脉，所以他的胡须也就不会再长了。

古代女子的成人礼

女孩子任脉阴血足了以后，加上太冲脉阳气的鼓动，阴阳和合就能够"月事以时下"。所以，女孩来月经实际上是阴阳和合的一个表现，之后才能够有子，才能够创造新的东西。

女子发育有一个明显的标志，就是来月经。在古代，人们对待这件事是很严肃的，就是在女子来月经的第一天给她做成人礼。有一些地方现在仍然给女孩子过成人礼。

所谓成人礼是什么呢？小孩子七八岁时的发型是一样的，都是前面有刘海，两边有两个抓鬏，等到女子到了二七一十四岁来月经以后，就把头发盘上去了。外人一看就知道这家的女孩已经成熟了，就可以到她家来求婚或者派媒人来提亲了。无论她是 16 岁还是

18 岁来月经，都是从初次来月经的那天开始算为"二七"。

"二七"以后，女子的头上就要插一根簪子，等第二年就插两根簪子，以此类推，等到婆家来求婚的时候，人家就看女子头上插了几根簪，就知道她成熟几年了，这就叫作"数齿"。古人根据这个可以知道女子的真实年龄，进而知道她的身体现状是怎样的。在古人看来，娶妻只不过是为了生子，所以女方的这个标志是至关重要的。

一年为什么叫春秋，而不叫冬夏？

"三七肾气平均，筋骨强劲，故真牙生而长极"，三七二十一岁时，肾气开始平均了，筋（肝主筋）骨（肾主骨）也都强劲起来了，故"真牙生而长极"。"真牙生"指肾的密固达到一个很高的顶点，"长极"就是头发长到一个极致。

"肾气平均"，就是人体生发和收藏的功能是平均的。举一个例子，古人为什么把一年叫作春秋，而不叫冬夏呢？为什么孔子写《春秋》，而不写《冬夏》呢？这是因为春秋代表着阴气、阳气比较平均，而冬夏则是阴阳有长有短，是不平衡的。在这儿，肾气平均指的就是阴阳平衡。

女子的最佳生育时间——28 岁左右

四七二十八岁时，"筋骨坚，发长极，身体盛壮"。筋为肝所主，骨为肾所主，筋骨坚是指肝气特别盛，肾气也特别盛。"发长极"，就是头发长到最长的那个程度。女子在 28 岁，身体可以达到一个顶峰状态。

古人要求女子 20 而嫁，是因为 20 岁离 28 岁还有几年的时间，最好在这段时间内生一个孩子。因为女子在 35 岁之后，衰老得快。所以女人最佳的生育时间是在 28 岁左右。

女人从脸上开始变老——35 岁左右

女人到了五七三十五岁时，"阳明脉衰"。阳明脉就是胃经，它起于我们鼻子旁边的一个穴位——迎香穴，到山根然后再到额头，同时有另外一支是走脸面的，与眼下的任脉相合。"阳明脉衰"指的是胃经、胃气衰败了，女人的颜面开始憔悴。

因为胃主血，我们吃的东西最后有一部分精华要生成血，胃经衰老，那么人体的气血也就衰弱，生发不足，血就不能荣于面，所以这个年纪的女子颜面就开始变得憔悴了，容易长鱼尾纹和抬头纹，显出老相。"发始堕"，就是说这个时候头发也开始脱落了，人体收敛的功能也开始衰退。

女要为己容——三阳脉衰于上

女子六七四十二岁时，"三阳脉衰于上"。"三阳"是指太阳、少阳、阳明这三根经脉，三根阳经都受伤了。太阳是指膀胱经，膀胱气衰老了，后脑勺的头发就开始变白了；少阳是指胆经，胆气衰老了，两鬓就开始变白；阳明经是胃经，胃气衰老了，前额的头发也开始变白。

因为阳气冲不上来，不能上荣于脑，所以颜面开始出现憔悴之相，并且女人从这时候开始健忘；"三阳脉衰"，开始出现衰老的现象。所以，女人从 42 岁开始就要特别注意身体。不过，不是每个女人到了 42 岁的时候都会这样。42 岁只是一个生理变化的年龄，如果你很注重养生，就可以延缓衰老。

49 岁——女人更年期的开始

女人到七七四十九岁的时候，"任脉虚"，就是整条阴经脉全都虚了，同时"太冲脉衰少"，那根伴随着阴经任脉起来的阳经也开始出现了衰退，这时就是阴阳俱虚。七七四十九岁时天癸竭，上天赋予的创造力（生育能力）就基本上枯竭了。

一般认为，七七四十九岁就是女人更年期的开始，最显著的特征就是绝经。这个过程是一个缓慢的过程，在这一时期，女人在身体之外还要调试自己的心理，否则情绪上会起伏很大。

目前，由于生活压力大，心理负担重，再加上生活没规律，乱服药，有些女人更年期有提前的趋势，其实就是早衰。遇到这种情形，第一不要急于上激素，因为激素更容易使身体的功能紊乱；二要好好反省自己，改掉一些坏习性，而且尤其不要急于减肥。

还有一点大家要特别注意，现在很多妇女都有子宫肌瘤。子宫肌瘤会在体内形成一个瘀阻，但人体有自保功能，会经常地调气血去破这个瘀阻。如果绝经以后，还出现淋漓不尽的现象，那就可能是因为子宫肌瘤造成的。

我们所说的女子从七岁发育到七七四十九岁衰老，是指人在没病的情况下的一种正常发展、壮大直到衰老的过程。

女子的生命周期

年龄	女性生理特征与七相关
7 岁（七）	肾气盛，齿更发长
14 岁（二七）	天癸至，任脉通，太冲脉盛，月事以时下，故有子
21 岁（三七）	肾气平均，故真牙生而长极
28 岁（四七）	筋骨坚，发长极，身体盛壮
35 岁（五七）	阳明脉衰，面始焦，发始堕
42 岁（六七）	三阳脉衰于上，面皆焦，发始白
49 岁（七七）	任脉虚，太冲脉衰少，天癸竭，地道不通，故形坏而无子也

下面我们来看看男子，看看"阳"发展、壮大直至衰老的过程。

丈夫八岁，肾气实，发长齿更；二八肾气盛，天癸至，精气溢泻，阴阳和，故能有子；三八肾气平均，筋骨劲强，故真牙生而长极；四八筋骨隆盛，肌肉满壮；五八肾气衰，发堕齿槁；六八阳气衰竭于上，面焦，发鬓颁白；七八肝气衰，筋不能动，天癸竭，精少，肾脏衰，形体皆极；八八则齿发去。

"丈夫八岁，肾气实，发长齿更"。前面已经说过，阳生发在前，收敛在后。民间有一句话，叫作"七八岁，狗都嫌"。小男孩到了七八岁的时候，很淘气，特别招人厌。你不要以为这小孩怎么突然变了，不是他变了，而是他的生理结构决定了他会出现这样的变化。

拿破仑说过一句话：人的性格即命运。后来又引申为：人的身体结构即命运。学习了《黄帝内经》以后，咱们可以把这句话重新理解一下，就是：人的生理结构及功能即命运。一个人的生理结构及功能，决定了他的性情。

男子到了二八一十六岁时，"肾气盛，天癸至，精气溢泻，阴阳和，故能有子"。男子在 16 岁的时候，第二性征就显现出来了。

三八二十四岁时，"肾气平均"。在这个时候，阴阳生发、收敛都处在一个平均状态。这个跟前面是一样的，筋骨劲强，故真牙生而长极。

四八三十二岁时，"筋骨隆盛，肌肉满壮"。这时候肌肉会很发达，体格的功能也会达到一个顶点。古人认为，男子要30而娶，如果男子早娶的话，就等于过早地破精。而"欲不可早"，过早破精的话对身体不好。

男子的生命周期

	年龄	男性生理特征与八相关
男子的生命周期	8 岁（八）	肾气实，发长齿更
	16 岁（二八）	肾气盛，天癸至，精气溢泻，阴阳和，故能有子
	24 岁（三八）	肾气平均，筋骨劲强，故真牙生而长极
	32 岁（四八）	筋骨隆盛，肌肉满壮
	40 岁（五八）	肾气衰，发堕齿槁
	48 岁（六八）	阳气衰竭于上，面焦，发鬓斑白
	56 岁（七八）	肝气衰，筋不能动，天癸竭，精少，肾藏衰，形体皆极
	64 岁（八八）	齿发去

古时男子在 20 岁行冠礼

男子成人是没有明显标志的，所以你也不知道哪天是他的"二八"。于是，古人就硬性地规定了一个礼节，叫"冠礼"。男子 20 岁，家人就开始给男孩子行冠礼，就是用一根簪子把头发簪起来，看上去就像丈夫的"夫"字。

男子成人礼节的意义是什么呢？是要通过行冠礼告诉该男子，你要开始承担社会职责了，行为应该有所约束了。在这一天，古人还会做一件事，就是给该男子起一个"字"，在这之前是只有"名"，没有"字"的。所谓"字"是什么意思？那就先看看这个字的写法："宀"是一个房子，里面是一个小孩子，"字"就是在家里养孩子的意思。古代人彼此称呼时都称其字，而不能称其名。如果称呼其名，是对别人的不尊重。

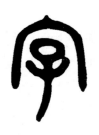

"字"字的小篆

从行冠礼这一天起，男子就应该承担起社会责任，就其个人而言，已经开始承担起传宗接代的责任了。中国古代有一个成语叫作"待字闺中"，就是说女子在闺房里等待生孩子。所以，中国古代这些礼仪都不是乱来的，都是与人体的生理和整体状态紧密关联的。这些礼仪不是把所有的重点都放在生理上，而是要放在道德层面上，放到心性的修炼层面。

为什么男子 32 岁时叫壮？

20 岁的时候，叫"弱冠"，因为你还没有到 32 岁，身体还不够强。到了 32 岁，叫"壮"。20 岁的时候你还很弱，所以不要去完成你身体做不到的事情，不要过早地消耗自己，而要培养自己的心性，培养自己承担起社会义务的能力和心态，这才是最重要的。

到 32 岁的时候，男子的身体已经很盛壮了，"筋骨隆盛，肌肉满壮"。这个时候才能娶妻，然后生子，完成人生的"大事"。

五八四十岁的时候，男子开始出现衰老之相。男人的肾气开始衰败了，生发和收敛功能也都衰败了，头发开始脱落，牙齿开始松动。

六八四十八岁的时候，"阳气衰竭于上，面焦，发鬓颁白"。阳气衰败，脸上就开始出现憔悴之相，两鬓也开始斑白了。

男性病从肝肾治

七八五十六岁的时候，"肝气衰，筋不能动"。筋从竹、从肉、从力。在中医看来，肝主筋，太阳膀胱经也主筋。筋的问题，就是指弹性的问题。人体里边凡是跟弹性这个概念相关的东西，都与肝和阳气相关。在男人身上，表现出来的最大一根筋就是男性生殖器。所以，针对男性病，有的中医是从肝上去治，因为肝主筋，而且肝经是环绕着男性生殖器的。"水生木，木为肝"，肝这儿出了问题，实际上是肾水出了问题。所以，另外一种治法是从肾治。

总而言之，56岁的时候筋不能动，这个时候有可能出现类似阳痿的现象，就是你身体不行了，你歇着就可以了，没必要去强迫自己。所以这个时候叫"天癸竭"，你先天的创造力也不足了，然后"精少，肾脏衰，形体皆极"，形体皆极，就是说外形和里边都达到一个过分疲劳的状态。

八八六十四岁的时候，"齿发去"。齿就是收敛，这不是单纯地讲牙齿掉了，头发也掉了，从根本上说，是指你的收藏和生发功能都衰竭了。我们在临床上要注意，如果你的生长、生发和收敛功能都不具备了，这说明你人体的精严重不足，创造力已经非常低下了，这个时候得病就很难治愈了。人到这个时候，能收藏就收藏，不能收藏你就歇着，尽可能地维持着自己的这种运化和收藏能力。

曲黎敏养生智慧

◆一个人的生理结构及功能，决定了他的性情。

◆"食饮有节"的意思是吃喝都要有节制。

◆半夜三四点钟是熬夜最难受、最伤身的一个时段。

◆"法于阴阳，和于术数"。这就是说，我们应该按照自然界的变化规律而起居生活，应该根据正确的养生保健方法进行调养锻炼。

◆人的长寿之道很简单：法于阴阳，和于术数，食饮有节，起居有常，不妄作劳。

◆思想的妄动引发了形体的妄动，然后是精气的妄动，人焉能不病？

◆精神内守就是当你的精和神都特别足的情况下，你才可以淡定，才可以达到恬淡虚无的境界。

◆脾以运化为乐，肾以收藏为乐，心以疏布为乐，肝以生发为乐，肺以肃降为乐。

◆"高下不相慕"是很重要的，也是人性所达不到的一点，人的所有烦恼都在于攀比。

◆民间有一句话，叫作"七八岁狗都嫌"。小孩子到了七八岁的时候，很淘气，特别招人厌。你不要以为这小孩怎么突然变了，不是他变了，而是他的生理结构决定了他会出现这样的变化。

第七章

情志病的中医对治法

生存之道才是解决心灵之痛的一剂良方。

情志病，是因七情而致腑脏阴阳气血失调的一种疾病。

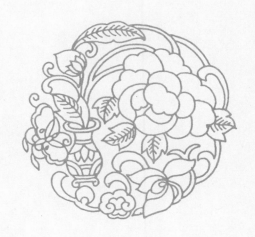

一

女子伤春、男子悲秋和生活对治法

在古代有一种说法，叫作"女子伤春，男子悲秋"。在中医看来，过度的情志状况会引发生理上的病变。一般说来，在春天，女子容易忧郁和情志不舒。女子属阴，容易跟春天的生发之气相感。所以，在这个万物生长发育的时候，就容易诱发女子对生育本能的冲动，其主要反应在肝肾。

男子属阳，他比较容易跟秋冬的阴气相感。秋天的时候，万物都结果了，男人到这个时候看到自己还一无所成，就会悲从心来，易于焦虑或烦躁，其主要反应在心肺。而往往这些病症是不容易用药治愈的，于是聪明的古人采取了生活对治的方法。

伤春悲秋生活对治法——征兵、订婚

第一种方法：在秋天的时候征兵，把男青年们聚集在一起，让他们到边关去打仗，以建功立业来化解他们的悲情。第二种方法：在秋天的时候给男子订婚。其实，在秋天的时候让男子去打仗，或给他们订婚，都是为了平息他们身上的肃杀之气。用这些方法鼓励成年男子，让其明确社会职能及责任感，使他不放任自己的情感。

古人订婚，为什么给女子送大雁？

还有一个有意思的现象：古人订婚送给女子的聘礼是用白茅包着的大雁。大雁是只有秋天才能看到、射到的东西，而射大雁是需要力气和眼力的。有力气是肾气足、肺气足的体现，眼力好是肝经旺的体现，射得准、时机把握得好是胆气决断力的表现。

通过这一系列举动，女子就能判断出男子的基本素质。我们现代女性结婚，要看对方是否有房子、有车，这是一个人能力和实力的体现。而古人则更为本能一些，比起财物，他们更重视男子的身体状况。

男子一订婚，就相当于他的人生大业有了新的进展，他的不平之"气"得到平复，就可以安心来好好劳作，好好地去秋收和冬藏。当盛大的年终祭祀结束后，便可以利用冬闲来举办婚礼。如果幸运的话，来年春天年轻的新娘便可以怀上可爱的宝宝。

就这样，用结婚这一件事，既治了女子"伤春"，又治了男子"悲秋"，真可谓一举两得。圣人告诉我们：生存之道才是解决心灵之痛的一剂良方。只可惜，现在的年轻人太自负、太自信，甚至敢于反季节去行事。比如，该结果时偏偏要去开花（临近 40 岁了才想起娶妻生子），该开花时偏偏要去结果（早恋、早孕），全然不顾"因天之序"，生理、心理的这种失序，必然导致人体百病丛生。

二

人为什么会有烦恼

人为什么会有烦恼？

　　首先，烦恼是因为我们的欲望过于强盛。君子没烦恼，因为君子重身内之事，重内修，做事精益求精，不跟别人比，所以烦恼少；小人重身外之事，总和别人比，这一比就生出无穷烦恼。

　　其次，个人无法控制的事太多。人不好控制外界的事，所以就找一些自己能控制的东西来控制。现代人戒心太重，不善于交往，所以只好养宠物，因为宠物听话，好控制。还有，现在的男人特别爱自己的车，这也是因为跟自己能控制的东西交流没有压力。

　　再者，现在重科技不重文化，人的情趣越来越少，造成人的烦恼很多。按老子的话来理解，中国古代不是不能发明机器，而是"不为也"。你看中国古代的人多聪明啊！四大发明不是全在中国吗？西方人怎么也弄不清楚的一件事是：中国人发明这些东西后，为何不往科技上面发展？比如说，发明了指南针却不往造船业方向发展，而用它去看风水！火药没用来打仗，却用来放焰火！

　　这一方面表现了中国人爱好和平、喜欢享乐的天性，更重要的是：古人对这种事是"不为也"，是故意不要往科技那边做。因为有了机械，人就有"机心"，人的心就会变复杂，变复杂了，人就会变坏。古人认为要尽量保持自己心性的纯粹。能拿手捧着水喝，就别去造一个水桶。这个话题就是西方人经常谈论的人的异化问题。

实际上，古代人讲究儒道互补，兴趣广泛，琴棋书画全都要会。所以，治疗孤独、网瘾，一定要把孩子往文化上引，这是很重要的一个原则。

从中医的角度讲，"烦恼""烦躁"在生理上的反应有特定内涵。"烦"是心病，"躁"是肾病，在中医里都属少阴证。"躁"从足字边，是什么意思呢？就是乱动，像现在的儿童多动症。这些都是少阴的收敛功能出问题了。比如中医在望诊时，发现病人舌头一伸出来就乱抖，这种现象就是明显的心精不足；还有手抖，这都是肾出了问题，是肾寒造成的。

为什么人有烦恼，头发会变白？

这里涉及中医的很多问题，我们再举头发的例子来谈一谈。有一句古语叫"烦恼白发生"。为什么人有烦恼，头发就会变白呢？

中医这样解释：发为肾之华。华，就像花朵一样，头发是肾的外现，是肾的花朵。那么头发的根在哪儿呢？在肾。如果你的头发白了，就属于肾虚。但有的人状况很奇怪，头发白了，胡须没有白，这怎么解释呢？《黄帝内经》第一篇里说，胡须主要是由奇经八脉所主。如果肾虚但奇经八脉没伤的话，胡须就不白。如果是胡须白了，头发没白，这就是任督冲已经伤了，元气已经受伤了，而后天脏腑还尚可。

同时，头发又为"血之余"，所以头发干枯跟肝血有关。如果是少阳火偏旺，就会两鬓斑白。如果太阳经气虚、膀胱经气虚的话，后脑勺的头发就会白。还有一种人的头发长得特别奇怪，就是花白头发，这是什么原因呢？这种人在生活中大多属于情绪比较容易激动的那种人。用阴阳来讲，就是他脑子一会儿阴一会儿阳，转动比较灵活。这种人比较聪明，但是他控制自己情绪的能力较差，所以烦恼会在头发上有些显现。而要想解除烦恼，就要认真地学习传统文化，学会调节我们的生活。

三

人生四惑——酒、色、财、气

在中国还有一种说法叫作"人生四惑——酒、色、财、气"。这四项对人的伤害一个比一个重。

首先是酒，酒伤身，也可乱性。其次是色，对有些人来说，也可以不沾。再次是财，俗语说"鸟为食亡，人为财死"，但是实际上，也有人是不贪财的。最后，人人都躲不过去的一件事是气。人难免会生气。生活中有些老人什么都有了，钱也够花，儿女也够孝顺，但是他还是会生气，还是会郁闷。所以，这个"气"到最后伤人最重。

酒是穿肠毒药

酒伤身，亦能乱性，它可以让人丧失理智。但许多人一旦意识到这一点，就能做到不喝酒。古代中医认为：喝酒可以壮胆。酒的气是很彪悍的。酒到了胃里，酒气往上走，往上一走，肝胆就横越起来了。这时候的人，胆子就特别壮，就敢胡说八道。但一旦酒醒，他就会后悔。

酒在中药里是好东西，它可以通行经脉。少饮，可以养脾扶肝、通血脉、厚肠胃、御风寒，还可以消愁、宣言。多饮，则乱性情、损身体、烂胃腐肠。肾精足的人喝酒不易醉，喝酒容易脸红，但全身红的人是肝有病，属厥阴收敛不住。

色是刮骨钢刀

中国有句古话叫"万恶淫为首"。在中国古代养生理论里，反复强调"欲不可早，欲不可纵"这句话。人从出生、成长、壮大，然后到死亡，是一个过程。在这个过程当中，人也自然会耗精。从生理学的角度来讲，男人耗的是精，女人耗的是血。而肾主精，肝主血，所以女人得病伤的是肝，男人得病就会直接伤肾。

古代中医认为：房事对元气的消耗最大。所以，古人强调房事不可过分，要保持一种节制的态度。有句俗语："年过20不宜连连，年过30不宜天天，年过40要像数钱（古代数钱以5为基数），年过50进山拜庙（初一和十五），年过60要像过年。"从中医的角度讲，就叫作"御精先御心"，必须先要能掌控自己的心。只有掌控了自己的心，才能掌控自己的精。只有很好地控制自己的人，才能控制别人。

在很大程度上，女子的乳腺增生、乳腺结核跟情志不舒、爱生气和性生活不和谐有关；而男子的前列腺病，与忍精不射也很有关系。男人如果早泄的话，则会造成女人子宫方面的毛病。因为女人没有得到彻底的宣泄，一些积滞物就会淤积在子宫里边，久而久之会造成子宫肌瘤。另外，男人也不应过分地宣泄自己，因为在房事上，男人最终耗不过女人。为什么呢？因为女人属阴，为静，静可以长久；而男人属阳，为动，就像跑步，你总不能跑一天吧？所以，动的东西永远抵不过静的东西，这是古代房中术的一个要点。

欲多就损精

欲多就损精，损精的一个标志就是两眼昏花、眼睛无神、肌肉消瘦，还会牙齿脱落。肾精不固就会表现出牙齿的脱落，尤其是后边槽牙的脱落。从中医上来讲，后边槽牙叫肾齿，肾精损耗过度肾齿就会脱落。

古代中医还认为"欲不可强"。这个"强"，是勉强的意思。如果男女没有欲望还要勉强行房的话，会出现腰痛体瘦、惊悸、便浊（小便浑浊）、阳痿、腹痛、面黑、耳聋这些病症。古代的房中术还特别提出：如果阳痿以后通过服壮阳药以助行房的话，后果会更严重。因为这是提前调元气上来，元气一空，人就会暴死。古代的医家，是坚决反对服用壮阳药的。

同时，中医也反对"大醉入房"，意思就是喝醉了酒，千万不能行房。因为这样特别伤肝，同时会导致男子的精子减少。其实，阳痿在相上就能看得出来，这种人腰都挺不起来，总是塌着腰或腰部是僵的。我们古代文化一般都强调男人一定要气宇轩昂，实际上不只是说气质、风度的问题，而是这样的男人从生命根本上来说，精就是足的。

四

百病生于气

怒则气上，喜则气缓，悲则气消，恐则气下，寒则气收，炅则气泄，惊则气乱，劳则气耗，思则气结。

《黄帝内经·素问·举痛论》中这样记载：怒则气上。意思是说，一发怒，气就会往上走。有脑血管疾病的人尤其忌讳发怒。这是因为人发怒的话，怒气就会往上冲，脑血管就会破裂。应对这种危险情况，中医有一个简单有效的方法，就是"十宣放血"。我们可以用针把十个手指尖挑破，把血挤出来，这样就能够缓释一下头部的压力。把井穴宣开了，就可以减轻头部的压力。

"怒则气上"还会导致什么样的病呢？由于气往上走而胃气不降，这个时候人就会出现呕血的现象。如果怒气全在上边，那么下面出现的病症就是"飧泄"。"飧泄"就是大便不成形，或者食谷不化，就是吃什么拉什么。因为气全在上面壅着，而下焦的气虚掉了，就没有力量让大便成形了。这是"怒则气上"在我们人身上的一种表现。

大笑而亡，乐极生悲

"喜则气缓"，这是什么意思呢？缓是一个通假字，在这里通

"涣"字，是涣散的意思。过喜则心神涣散。喜乐超过正常限度，气就散掉了。过喜或过恐都会导致人突然死亡，这两种情志会严重地影响人的生命。在中国古代历史上就有大笑而亡的人。

传说宋代的抗金名将牛皋听到金兀术被杀以后，就大笑而亡。这就是他的气一下子散掉了。我们要注意，在日常生活中，心梗病人在犯病之前，都有心气外散的象，表面上是很高兴的样子，实际上可能他的生命很快就要终结了。

老年人最容易"喜则气缓"。例如，老人一年到头见不到儿女，逢年过节突然见到了就容易"喜则气缓"。气往外散，再加上过年吃点好东西，他脾胃的气就不够了，心脏病就很容易发作。所以，我们要常回家看看，不要到了逢年过节的时候才回家。

"悲则气消"，中医认为，一哭就神魂散乱，气就会短。哭的时候，越哭气越短，这叫"悲则气消"。

为什么人会被吓得大小便失禁？

"恐则气下"，即受到惊吓或过于恐惧时，气就会下陷。这时，上焦完全闭住了，下焦整个打开。那么在人身上会出现什么样的象呢？我们常说有人吓得尿裤子，或大便失禁，这都是因为气往下走，人体一下子固摄不住，一下子全泄了。

在中医文化里还曾经流传过这样的小故事：有一个孕妇要生产了，可一直生不下来。有一个叫叶天士的名医到了那个人家里以后，抓起一把铜钱往墙上一扔，那个妇女就把孩子生下来了。人家就问那个名医是怎么回事，医生是这样解释的："人都是为了抓钱而来的，所以小孩一听见钱声，就赶快出生了。"实际上这是笑谈。根本的原因是什么呢？就是"恐则气下"，那个孕妇听见"哗啦"一响，一紧张，气往下一走，就把孩子给推出来了。

为什么天冷手脚会冰凉？

"寒则气收"，意思是如果过冷的话，那么人体的气就会往里收。人体都有自保功能，自保功能首先要保五脏，所以天气一冷，人的肌肤腠理就会马上关闭。气要先回到中焦来，就是都要回到身体上来，所以就会出现四肢冰冷的现象。

人一生气也会手脚冰凉，虽说手指和头都属于末梢，但气会向上冲，严重的就会发生脑出血，而指尖血管不会破裂。

"炅则气泄"，"炅"是热的意思。如果过热的话，我们人体的气机就会宣散出去，气就会散掉，就会使人汗大泄。汗为心液，汗是从心这里变现出来的，同时也是由血变现出来的。所以过热就会出大汗，这也是对身体非常有害的。

"惊则气乱"，关于受到惊吓这个问题，在《黄帝内经》里有好几篇都涉及了。比如说，得了胃病的人就会出现一个症状，叫作"闻木声则惕然而惊"，就是说一听到木头的声响就会吓一跳。这是什么原因呢？从五行生克角度来说，木克土，土为中焦脾胃，所以听到响声就会害怕，这是胃病的一个象。其实，凡是惊恐方面的病症，都跟两个经脉有关：一是胃经，一是肾经。有一种人的状况是"心惕惕如人将捕之"，他老觉得后面有人想抓他，这实际上是肾精不足造成的恐惧。

现在所说的很多精神症状，在中医看来都表现在胃、肾两经上。如果得了胃经病实证的话，就叫"登高而歌，弃衣而走"。"登高而歌"，就是精神病人跑到高处使劲地喊叫。现在大家这么爱唱卡拉 OK 的原因，一是郁闷，二是这些人或轻或重有胃病。中医是讲五声的，唱歌的声音属脾胃，呻吟的声音属肾，哭声属肺，笑声属心，呼喊属肝，所以肝郁的人就喜欢到大山顶上呼喊。然后再继续发展下去，那就是"弃衣而走"，就是脱光了衣服满大街乱跑。实际上这些人是脾胃受到了极大的损伤，或许有的中医能把这种病治好。

"劳则气耗"，古代只要提到"劳"，就是指房劳，而不是指劳动。所以房劳在古人看来是耗气最厉害的。房劳会喘息出汗，实际上是动了五脏六腑。所以，房劳对人的损伤很大。

"思则气结"，意思是，如果过思的话，我们的气就会凝聚而不通畅。气凝聚在那里，就会影响消化，久而久之，脾胃都会出现问题。

五

情志生克法

怒伤肝，喜伤心，思伤脾，忧伤肺，恐伤肾。

情志失调，一定会对五脏造成损伤，中医里叫作"怒伤肝，喜伤心，思伤脾，忧伤肺，恐伤肾"。前两句是说，大怒可以伤肝，大喜容易伤心。所以在生活中，我们一定要节制自己的情绪，不能让它随意地泛滥。

"思伤脾"，意思是过度思虑就会伤及脾胃。吃不好，睡不香，长此以往就会消瘦下去。"忧伤肺"，如果过度忧虑的话，就会伤肺。林黛玉的病就属于"忧伤肺"。"恐伤肾"，过恐就会伤到我们的肾，因为元气藏于肾，所以伤肾就伤人的免疫力。

喜胜忧；悲胜怒；恐胜喜；怒胜思；思胜恐。

中医认为，情志的病是不可以用药而愈的。针对情志病，中医基本上采取了情志生克法。情志生克原理实际上还是五行相克。

高兴能够战胜悲伤——火克金

"喜胜忧"，高兴能够战胜悲伤。喜是火，忧是金。用五行的说法就是火克金，火是可以把金属熔化的。火又是散，悲又是气结、凝聚，因此悲要用散法。

在什么情况下会喜胜悲呢？比如说，我们白天工作非常辛苦，又受到了领导的训斥，心里就会很憋闷。有的人就会选择在下班后出去喝酒，以此来化解心中的郁闷。其实喝酒只是能让你暂时把烦恼忘记而已。

李白有一句诗叫"抽刀断水水更流，借酒浇愁愁更愁"，所以古人并不提倡用这样的方式去化解忧愁。古人有他们自己的调节方法，他们会去听相声，或者去看或亲自去唱东北的二人转等，以此来调节心情，这就叫喜胜悲。

其实，说相声和唱二人转，在古代都是很有讲究的。它基本上是在开玩笑，插科打诨，甚至说一些下流话。目的就是让你开心，把郁闷和悲愤疏解开。所以，在古代说相声这类活动，一般不允许大家闺秀参加，这基本是男人调节心情的方式。

用悲伤来战胜大怒——金克木

什么叫"悲胜怒"呢？就是用悲伤来战胜大怒，就是金克木。肝主怒，大怒则肝火不能收敛，因此用肺金收敛的方法来降肝火。在人大怒的情况下，告诉他一个很坏的消息，让他突然悲伤，这样就能把他的怒火给熄灭了。

以恐惧战胜过喜过散的心——恐胜喜

"恐胜喜"的意思是，恐惧可以战胜过喜过散的心。大家都知道范进中举的故事，范进考了那么多年的举人没有考上，有一天他听说自己中举了，高兴得心神"哗"地一下散掉了。他像疯了似的满大街跑，他的老岳父过来一个大嘴巴就给他扇清醒了。这就叫作"恐胜喜"。一定要找到一个病人平常见到觉得很恐惧的人，才能做到这一步。

激怒思虑太过的人——怒胜思

"怒胜思"，一个人思虑太过的话，激怒他就可以了，这是一个很好的办法。《华佗传》里就记载了这样的一个病例：有一个郡守因为思虑过度，身体里都有了瘀血。华佗收了这个郡守很多礼物，但不给他治病，还写了一封信来骂他，说他不仁不义，其实，这就是华佗的治疗方法。

那个郡守是因为思虑太过而得的病，华佗一下子把他激怒了，怒则气上，这样就把他胃中的瘀血一下子全壅上来了。他吐了几口血，病从此就痊愈了，这就是"怒胜思"。

以思虑战胜恐惧——土克水

"思胜恐"，思虑是可以战胜恐惧的。就是你如果把问题想清楚了，一般来讲也就不害怕了。大家要记住，一定要把事情想清楚，不想清楚的话会永远害怕。这用的是什么方法呢？这就是五行里说的"土克水"。因为恐属水，土是脾，而脾主思。

古代张子和就曾经治过一个病人。有一家人半夜曾经来了一伙强盗抢东西，从此以后，这家女主人夜里听到一点轻微的响声都非常害怕，整夜整夜睡不着。张子和怎么给她治这病呢？就是她在屋子里的时候，张子和就用木棍敲她家的窗户。第一次她害怕，然后再反复地敲，十几次之后她慢慢地习惯了，她会思考这是怎么回事，慢慢地就不再恐惧了，觉也睡得安稳了。因为她那个警惕的心放下了。

用情志对治法，也就是用生活来解除人的疾病。在现实生活中，很多人有这方面的问题。比如，在工作中过分地考虑人际关系就会伤脾。如果不能及时化解的话，就会逐渐出现焦虑、抑郁的症状，进而引发皮肤斑疹、脱发或其他一些更严重的病症。所以，我们一定要在问题出现前就尽快地化解它，而用情志生克的方法来解决，无疑是最经济的方法。

曲黎敏养生智慧

◆生存之道才是解决心灵之痛的一剂良方。

◆在中医看来，过度的情志状况会引发生理的病变。

◆人一发怒，气就会往上走。有脑血管疾病的人尤其忌讳发怒。

◆如果过度忧虑的话，就会伤肺。林黛玉的病就属于"忧伤肺"。

◆喜是火，悲是金。用五行的说法就是火克金，火是可以把金属熔化的。

◆酒在中药里是好东西，它可以通行经脉。少饮，可以养脾扶肝、通血脉、厚肠胃、御风寒，还可以消愁、宣言。多饮，则乱性情、损身体、烂胃腐肠。

◆夫妻房事警示：欲不可早、欲不可纵、欲不可强、欲多就是损精、不可酒后行房。

◆夫妻房事箴言：年过20不宜连连；年过30不宜天天；年过40要像数钱（古代数钱以5为基数，指5天1次）；年过50进山拜庙（拜庙为初一、十五，指一月两次）；年过60要像过年（指1年1次）。

◆在春天，女子容易忧郁和情志不舒。女子属阴，容易跟春天的生发之气相感。所以，在万物生长发育的时候，就容易诱发女子对生育本能的冲动，其主要反应在肝肾。

——第八章——

中医如何对治亚健康

人得病，是身体和精神的双向选择，而
病是否能治好，实际上也是身体和精神上的
一种双向选择。

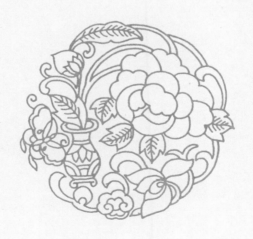

一

健康的定义

　　目前，许多人只把身体出了问题才叫作不健康。实际上，健康的定义不是这样的。人的精神出问题了，或者人的社会交往出问题了，也是不健康。

　　世界卫生组织关于健康的定义有这样一句话：健康不仅仅是疾病或羸弱之消除，而且是体格、精神和社会交往的健康状态。这就是说，健康包括三个方面：一个是身体；一个是精神；一个是社会交往，就是跟别人相处得怎么样。三者都具备，才是健康的正常状态。所谓的亚健康，就是不健康，只是在西医的生理指标上尚无明确指征。

人是靠感觉活着的，不是靠指标活着的

　　目前，西医认为，全世界真正的健康者只有5%，找医生看病的有20%，其余的75%都属于亚健康。比如，白天上班感到很郁闷，晚上又失眠，到医院去检查，医生又说没有什么问题。但自己感觉到身体不适的话，就要格外注意了。

　　中医认为：一个人有没有病，自己的感觉是非常准确的。人要靠感觉活着，而不是靠指标活着。

　　很多人也许认为健康跟精神没有太大关系，其实这是一个错误

189

的观点。我们先前谈到情志病：人得病，是身体和精神的双向选择，而病是否能治好，实际上也是身体和精神上的一种双向选择。中医有句话，没有治不了的病，只有治不了的人。现在在临床上会看到很多这样的病人，白天只要有事，他就能跑出去工作，一点问题都没有；回到家就不行了，就觉得身上哪里都不舒服。我们经常称这种人为靠事儿活着的人、靠精神活着的人。

二

中医论人为什么会得病

人为什么会得病呢？中医对此有几种说法：一是人不恬淡、欲望过强，就会生病；二是由于天地自然的影响造成人体得病，比如说，天地之气出现了不正常的状态，就会造成人体生病；三是自身情志会导致生病。

人得病的原因其实很多。但在中医理论上，不外乎"外感寒邪""内伤七情"或外伤。"外感寒邪"，就是天地之气出现了不正常的状态，而人的自体免疫因为太过长久的磨损，无法承受这强大的外部刺激，最后就会生病；"内伤七情"而导致疾病也是中医论治的特色之一。

人活着就是活个心态

其实，人活着就是活个心态。人的性格、心态、习性、弱点等早已决定会得哪类病。因此，疾病也分多种，有不药而愈的，也有无药可医的，这需要对生命及心灵有着非常透彻的认识。人体得病，就是人的自保功能开始发挥作用。比如，高血压就是人体调节自身功能的正常反应，是人体自动通过加大血液压力和流量，来解决心、脑、肾对血液能量的需求，是人体元气虚弱、脏腑功能衰退的表现，是提醒你该对自身进行调整和休息了。

人有时会犯傻，可五脏不傻，它们可不像人那样傻傻地超负荷劳作，超过了所能承受的，它就会做出相关的反应。

"五劳"和"七伤"

中医用"五劳七伤"来形容人身体虚弱多病。所谓"五劳"，就是《黄帝内经·素问·宣明五气篇》说的"久视伤血，久卧伤气，久坐伤肉，久立伤骨，久行伤筋，是谓五劳所伤"。中医特别忌"久"，强调任何事情都不能过度，就是做任何事情都不能淫，这里的"淫"就是过度之意。

久视伤血

"久视伤血"，是指人长时间用眼视物，不仅会双眼疲劳，视觉能力下降，而且会导致人体"血"的损伤。中医理论认为肝主血，由于肝脏的经脉联系于目，人的视力又有赖于肝气疏泄和肝血滋养，故有"肝开窍于目""目为肝之外候""心主血脉"之说。

因此，眼睛过度疲劳会伤肝，进而影响血的调节，就是"久视伤血"。比如说，天天上网，盯着电脑看，就会造成肝和心的损伤。

久卧伤气，久坐伤肉

"久卧伤气"，老躺着不运动，气脉就运行不起来，就会伤人的肺气。

"久坐伤肉"，伤肉其实伤的是脾。在现实生活当中，我们经常会看到一种人，就是所谓的懒人，他坐着都觉得累，能坐着绝不站着，能躺着绝不坐着。中医认为这种人脾湿特别重，由于缺乏运动，脾的运化功能也很弱，才会出现这种现象。对于每天久坐办公室的人来说，那样会对身体造成很大的伤害，说到底是对脾的伤害。脾主运化，如果运化不好，就带不走"水谷精微"，这样就造成了脾虚或者脾的湿气太重，然后逐渐会感觉吃饭也不香了。

久坐就是长时间地坐着，这实际上也在消耗元气。有人会问，我们没动怎么也耗散元气？其实，天天坐在那儿不锻炼也会损伤元气，这叫暗耗元气。但值得注意的是，古人也不主张过分锻炼。

久坐伤肉实际上是伤了脾，脾伤了以后会有两种表现：越来越胖或者越来越瘦。思伤脾，思虑过度人就瘦；如果脾老不运化，人体内的垃圾和毒素就会逐渐堆积，人就越来越胖。糖尿病是大家公认的一个很难治的病，人们管这种病叫富贵病。因为糖尿病患者大多不愿意活动，导致吃的东西带来的营养过剩。如果想把这些东西代谢掉的话，还会很伤脾。

久立伤骨，久行伤筋

"久立伤骨"，如果老站着，就会伤骨。伤骨实际上就是伤肾。如果总站着的话，就会伤到腰、腿、胫这些部位，所以这叫久立伤骨。

"久行伤筋"，久行的话就会伤筋。伤筋就是伤了肝。如果人体过分劳动，过分地锻炼就会伤肝。

"五劳"发展到极致，并且长时间地难以治愈，渐渐地就成了痨病。中医之所以叫中医，实际上就是暗示人们应该行一个中道。

它告诉大家：所有的疾病都跟太过与不及有关，把握好度才是最关键的。

《黄帝内经》中是这样描述"七伤"的：太饱伤脾，大怒气逆伤肝，房劳过度、久坐湿地伤肾，过食冷饮伤肺，忧愁思虑伤心，风雨寒暑伤形，恐惧不节伤志。

太饱伤脾，大怒伤肝

"太饱伤脾"，这是我们日常生活当中应该很注意的问题。如果吃得太饱，就要伤脾。因为这会增加脾的运化负担，让它无形中又调出很多的精气来。

"大怒气逆伤肝"，人在大怒时对肝脏损伤很大。大怒会伤肝，憋着、忍着也会伤肝。而凡事不动情，又不可能。所以，人确实活着很艰难，靠修为才可以化解这一切。

房劳过度、久坐湿地伤肾

"房劳过度、久坐湿地伤肾"，房劳过度就是说房事过多，这样就会伤肾。"久坐湿地伤肾"，如果长时间坐着，臀部都渭出汗了，那就是久坐湿地。坐办公室的人，平常没事哪怕伸伸懒腰都对身体有好处，但一定要清楚伸懒腰到底伸哪儿效果最好。其实，两臂往上举的时候伸拉的是胆经，而胆经正好是主生发之机。所以双臂向上多停留一会儿的话，就把胆经伸起来了，伸起来以后对人的生发之机就很有好处。

现在还有一种说法叫作拍胆经，就是从腿的环跳穴开始拍整个腿的侧面。因为胆经是一条从头到脚的经络，要想让自己的生发之机全起来，就不能只活动上面而不活动下面。拍胆经和我们原先说到的拨心包经一样，对人体都是很有帮助的，如果天天练习，久而久之一定会有作用。

过食冷饮伤肺

"过食冷饮伤肺"，我们现在很多人动不动就大口大口地喝冷饮，这对肺气的伤害是很大的，而且也伤胃。有一些小孩子脸上有痤疮，就是因为过分喝冷饮造成的。还有些小孩子也天天喝冷饮，但是他们的痤疮却不明显。这是为什么呢？就是说其胃经的（阳明）燥火都已经生不出来了，不是说他没有胃寒，而是他攻出的燥火不够。

目前还有一种西医难治的病叫"溃疡性结肠炎"，这种病也与"过食冷饮伤肺"有关。因为"肺与大肠相表里"，如果过度食用冷饮，先是伤肺，然后就伤到大肠。这个病让西医很伤脑筋。这时候用抗生素，只会越来越造成大肠菌群的紊乱，到最后只好上激素。可上了激素后，又会造成骨头的病变，结果就会越来越糟。

激素为什么会伤骨头呢？在中医看来，激素就是提前抽调元气。如果病人元气尚足的话，还是会有一定效果的。但如果元气大虚，就会出现一系列的问题，因为元气就藏于肾，而"肾主骨"，调着调着就调空了，要么是股骨头坏死，要么是暴死，比如一些常年服激素的运动员就是这样。所以，在这个问题上我们应该慎之又慎。

怎样过不生病的生活？

《黄帝内经》的主旨是让我们知道怎样建立起良好的生活习性，

怎样葆精养气，怎样做到不得病。因为只要一得病，就要耗散我们的元气，就会影响我们的生活质量。"人活一口气"，这口气是要养的，养成"浩然之气"，那么人体就百毒不侵了。

"忧愁思虑伤心"，过分忧愁思虑的话就会伤心神。

"风雨寒暑伤形"，如果在穿衣服方面，不知道调适的话，就会把形体伤了。伤形对身体的危害也是很大的。

"恐惧不节伤志"，如果成天到晚害怕，而且不知道节制，这样就会伤了肾，就是把志气给伤了。

四

中医解读亚健康

什么是亚健康？中医是如何解释的呢？

我们先来看一张流传于网上关于亚健康的调查表：

你"亚健康"吗？	经常 （5分）	偶尔 （3分）	很少 （1分）
①经常打哈欠			
②失眠			
③喜欢把腿放在高处			
④星期天的晚上会有上班恐惧症			
⑤不愿意跟上级或熟人见面			
⑥早上能睡多晚就睡多晚			
⑦经常坐着发愣、发呆			
⑧爬楼梯时，时常绊到脚			
⑨不是很渴就不想去喝水			
⑩怎么也想不起朋友的名字，到嘴边的地名又忘了			
⑪体重突然下降或上升，觉得无所谓			
⑫便秘，一有风吹草动，肚子就不舒服			

说明：表中测试结果是按照分值来算的。如果你的分值很高，就说明你已经是深度亚健康状态了。

其实亚健康这个词的定义并不准确。按中医观点，所谓的"亚健康"就是说西医指标上查不出来，但是人的健康已经出问题了。而中医可以通过脉诊发现人体内邪气的积聚。"脉"就是人的气脉，当这个气脉出现问题的时候，中医可以通过脉象诊断出人的病症。而现在的 CT 扫描，只能扫描出有形的疾病，扫描不出无形的疾病。从中医角度来讲，一个人气血的变化，是可以通过把脉检查出来的。

亚健康特征

● 经常打哈欠

我们来讨论这几个问题。第一种情况：经常打哈欠。中医认为打呵欠是胃部的病症，就是中医所说的"善伸数欠"。经常打哈欠就是胃经的病，即胃气不舒。因为老是觉得胃寒，就容易不自觉地弯曲着身体。可是人体有自愈力，要想把胃气舒展开，就会经常地"善伸数欠"——使劲打哈欠，这样使得胃气能够振奋一下。

另外一种病叫作"但欲寐"。"但"是"只是"的意思，就是老想睡觉却又睡不着。《伤寒论》里把"但欲寐"归类为少阴证，也就是心肾方面的毛病。《伤寒论》里把病分为六层——太阳、阳明、少阳、太阴、少阴、厥阴，病到少阴已经是很重的病了。

● 失眠

接下来一种情况：失眠。中医认为失眠就是心肾不交、肾精不足，不能收敛虚火或虚火扰头，因此无法安睡。这种病如果长期发展下去就会很难治疗，此病症也被中医归为少阴，也是很严重的病症。

● 喜欢把腿放在高处

第三种情况：喜欢把腿放在高处。为什么会有人喜欢把腿放在高处呢？这是因为我们的腿出现发沉的现象。中国有句俗话说得很好："人老腿先老。"人老了，就会觉得腿特别的沉。

大家一定要记住，我们大腿的前侧基本上是胃经所主，大腿的后侧沿着腿部的正中线后侧直到头部的那条经脉叫膀胱经。膀胱经为太阳层面，是表。如果小腿肚经常发沉的话，这在中医就叫作阳虚。阳虚，说明太阳膀胱经出现问题了。如果经常感到腰酸、背痛、腿抽筋，那也是阳虚的症状。

我们都知道，腰是跟肾相关的，与背部相关的是膀胱经。膀胱与肾相表里，如果阳虚的话，腰酸背痛的现象都会出现。我们人体所有功能的运转全靠阳，阴虚还可补，阳虚是不可以补的，所以阳虚也是一个层次很深的病。

● 星期天的晚上会有上班恐惧症

第四种情况：星期天的晚上会有上班恐惧症。其实这和第五种情况"不愿意跟上级或熟人见面"都是归属于《黄帝内经》里边所提到的胃病、肾病。在临床上，我们会遇到这样的病人，他老是感觉屋子里特别的亮，光线特别的晃眼。事实上，这个人很有可能患有抑郁症。

● 不愿意跟上级或熟人见面

他害怕光亮，也害怕接触别人，不愿意跟人见面，这在中医里就叫"畏人和火"。这种害怕，就是源于胃经的病症。恐惧和害怕这两个症状加起来，实际上就是抑郁症的前期，甚至已经是抑郁症了。像这种人肯定会有失眠的现象，就算是不失眠，在日常生活中，他也会出现多梦的症状。梦特别多，也是虚火扰头的现象，这在中医里也是很严重的病。

● 早上能睡多晚就睡多晚

第六种情况：早上能睡多晚就睡多晚。这是什么样的病呢？其实这是现代人的生活不规律造成的，这在中医里叫作阴阳颠倒。作息时间的阴阳颠倒，最后会造成人的心智混乱，心智的混乱会导致一些极端问题的产生。很多有网瘾的孩子最后都有可能患上抑郁症，他们会做出极端的行为，因为他已经控制不了自己了。

这些孩子大多都有一个问题，就是不愿意跟别人接触，喜欢沉醉在自己的小世界里。这是一种需要医治的病，治疗者需要从他的心理角度出发去关心他，而且还要想法增强他的身体。像这种小孩子，一定要多带他出去玩，让他多见世面，多读圣贤的书，帮助他们养成读书的习惯。

● 经常坐着发愣、发呆

第七种情况：经常坐着发愣、发呆。中医认为这种人是"神不足"。神不足，实际上是脑子不够用，阳气上不来，不知道该干什么，这也是阳虚证。

● 爬楼梯时，时常绊到脚

第八种情况：很多人爬楼梯的时候会觉得脚已经够到楼梯了，可实际上没有够到，经常绊到脚，这是什么问题呢？一方面，上楼和下楼时如果出现腿痛是不同的经脉在痛，如果上楼腿疼就是胃气虚、胃气不足，腿的前侧都是胃经所主，所以你的腿抬不高，就会绊到；下楼的时候如果出现后腿痛，就是膀胱经的问题。

● 不是很渴就不想去喝水

第九种情况：不是很渴就想不到去喝水。关于是否口渴的问题，中医是这样解释的：口不太渴属于太阴证，属于脾的病。特别口渴，那就是少阴证。在古代没有糖尿病这个词，只有一个词叫消渴证。糖尿病最初的感觉，就是容易口渴。关于口渴与不渴的问题，大家一定要记住，不渴和特别渴实际上都是身体出问题了。

● 怎么也想不起朋友的名字，到嘴边的地名又忘了

第十种情况：怎么也想不起朋友的名字，或者到嘴边的地名又忘了。这是为什么呢？这其实就是记忆力出问题了。中医认为这是阳虚的表象。记不住事，记忆力逐渐衰退，特别是有些人到了四五十岁，会突然出现记忆力急剧衰退的现象。这种情况基本是属于三阳经的问题，阳明胃经、太阳膀胱经、少阳胆经可能都出问题了。

● 体重突然下降或上升，觉得无所谓

第十一种情况：体重突然下降或上升，觉得无所谓。按说这是脾的问题，因为脾主肌肉。肌肉一下子消失很多或者一下子增加很多，都是脾出问题的表象。从更深层来说，这表明人对自己的身体已经没有能力关心了。也就是说，我们对自己身体的认知程度很差了，无论是胖了瘦了好像都没什么感觉了。

● 便秘，一有风吹草动，肚子就不舒服

第十二种情况：便秘，一有风吹草动，肚子就不舒服。这其实是身体很虚弱的现象，就是中焦气不足。我们曾经讲过，便秘是因为"津"的功能出了问题，也是元气大伤。

以上这些在《黄帝内经》里，都不是亚健康，而是已经出现了健康问题。在很大程度上，这都说明人的身体、体格、情志、精神，还有人际关系的处理都有问题。目前，社会上发生的很多事，都是跟这些有关联的。比如说，校园暴力事件，这些问题实际上都

需要我们重新思索。这是一个教育问题，一个精神的心理卫生的问题，最关键的是人体健康已经出现某种缺失。

关于亚健康，中医是分不同层面来对治的。身体的病，当然要用药来治。同时，中医认为：药不是万能的，最关键的是要从情志上、生活习惯上改变自己。

曲黎敏养生智慧

◆中医里特别忌"久"，强调任何事情不能过度。

◆久视伤血，久卧伤气，久坐伤肉，久立伤骨，久行伤筋。

◆中国有句古话说得很好："人老腿先老。"人老了，就会觉得腿特别的沉。

◆太饱伤脾，大怒气逆伤肝，房劳过度、久坐湿地伤肾，过食冷饮伤肺，忧愁思虑伤心，风雨寒暑伤形，恐惧不节伤志。

◆健康包括三方面：一个是身体；一个是精神；一个是社会交往，就是跟别人相处得怎么样。三者都具备，才是健康的正常状态。

——第九章——

医道总纲

　　中国的经典都是智慧之书，而不是知识之书，是可以让一个民族怀着隐秘的热情世世代代、反反复复去阅读的书。

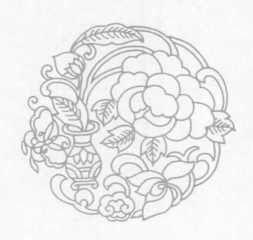

医学是人类学中最高的学问之一，因为只有医学能让我们了解到人体与自然是否和谐。人体与自然的和谐程度越高，就越接近"至善"。

中国的圣人为了说清楚其中的道理，统统采取了"打比方"的方法。他不去说这个概念"是"什么，而是说它"像"什么。在《易经》里，他画出卦来让你看它"像"什么，然后去感悟真理；在《诗经》里，他用比、兴的方法来描述人心；在历史书里，他讲故事；在医书里，他说东西南北、春夏秋冬……他从来都不用大概念压人，而是发掘生活中的点滴来映照我们的心灵。因此，中国的经典都是智慧之书，而不是知识之书，是可以让一个民族怀着隐秘的热情世世代代、反反复复去阅读的书。

古代圣贤强调"以医入道"，在求道的过程中以"近取诸身，远取诸物"为原则。他们认为，认识生命本身与认识宇宙同样宝贵，甚至是更为重要、更为基础。所以学习中医一定要懂得传统文化，一定要参悟中华之"道"的根本所在。

总之，道以医显，即医道是中国文化最集中的体现，对习医者而言，从医入道又是一条必不可少的捷径。

一

《黄帝内经》和《伤寒论》

中国古代有关中医的书很多，但最重要的经典只有两部：一部是《黄帝内经》，另一部就是《伤寒论》，这两部经典是非常重要的中医著作。

《黄帝内经》代表贵族医学

首先介绍一下什么叫"经"。经是由什么组成的呢？古代的经是这样写的：经是丝线，丝线的原始意象是脐带。脐带是我们生命中很重要的一个东西，它是连接先天和后天的根本，所以它也是我们的人之根本。因此，"经"的第一个含义是"根本"的意思。另外，如果你看过织布，或者是看过地球仪，都会知道南北为经的概念。织布时先拉过来的这条线叫作经，经线有一个特性，就是只要被拉过来，它就永远不许再动。所以，经书都有亘古不变的特性，这是"经"的又一个含义。所以，"经"是讲根本、讲本质的东西，而且具有亘古不变的特性。相对于经线而言，要想把布织成，还需要纬线。纬是横着的线、不断变化的线，所以古代有经书、有纬书，而纬书都是讲变化的书。

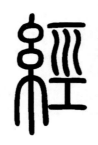

"经"字的小篆

在中国的经书里，《黄帝内经》这本书作者不详、写作年代不确定，最后人们决定用"黄帝"来代言。"黄帝"之名彰显了古代医家一统天下医学的决心，同时避免了医学观念有如春秋战国时代的纷争与不和谐。为了保卫一个伟大的生命理念，各门各派牺牲或放弃了自己的某些自由，而让自己归顺于"黄帝"的旗下，去谋求中庸之道和阴阳的谐和……它的慈悲在于用"黄帝"的权威确保了这本经典可以万代流传，并因此而惠及我们千万民众。

《伤寒论》代表平民医学

　　中国还有一本特别著名的医书叫《伤寒论》。什么叫"论"呢？所有发"仑"声的，都表次序和次第。比如说，我们说话有次序，叫"言论"；做人的行为有次序，这就是"人伦"；水也有次序，一个个散开的波纹代表水的次序，就是"沦"。

　　《伤寒论》这本书实际上是涉及治疗学的一本书。它在讲人得病的次序——太阳、阳明、少阳、太阴、少阴、厥阴。这应该如何理解呢？所谓太阳，指的是人的表层，如膀胱经和小肠经，都属于太阳，这是人的表。胃经属于阳明，比如你感冒发烧，先是体表受寒，如果加深了就会出现阳明的问题，就会吃不下饭，这是胃经的问题。再往下走就会到少阳，就是靠发烧往外赶的劲儿都不足，半表半里，一会儿冷一会儿热。这就是得病的次序。

　　怎么治病呢？一个好的中医，治病的次序应该是反着的，就是把病一层一层地往外拱。假如阳明得了病，把病拱到太阳这儿，病就好了。这是一个人体得病和中医治病的次序，所以称之为"论"。

　　《黄帝内经》与《伤寒论》有根本的区别：《黄帝内经》代表的是贵族医学，它追求的是长生、长寿，其医理是扶阳固本，手段是强调个性化的养生，强调元气对人体的意义，故而很少用药；到了

《伤寒论》出现的时期，人们的生活方式发生了巨大的改变，治病疗疾成了首要。也正因对平民医学的伟大贡献，所以人们称其作者张仲景为"医圣"。

学习中医，如果能把这两本书参透、悟透，就非常了不起，就会成为一代宗师。

二

顺其自然

《黄帝内经》宗旨的第一点是做人、做事要顺其自然、守时、守位，并且要始终保持这种情志。

我们在日常生活中常说，凡事要顺其自然。这句话说起来容易，但要想真正做到就很难了。顺其自然也叫"因天之序"。天的顺序就是从春到夏，从夏到秋，从秋到冬，从冬再到春，周而复始。这个顺序是永远不会变的。

春夏秋冬是大自然

"春"的原意是指万物随阳气的生发而蠢蠢欲动；"夏"是"广大"或"宽假"之意，指不要约束万物而要使它们尽量地生长；"秋"是"成就"的意思，指成就万物，使万物结果、结籽；"冬"是"终了""万物闭藏"之意。

中医医理讲"因天之序"，就是要因循身体这个"天"本身的运动顺序，就是东南西北，就是春夏秋冬，就是生发、生长、收敛、收藏。违背了这个顺序，人就要生病；顺应了这个顺序，就能健康长寿。现在很多人之所以身体不健康，就是因为不顺其自然。

现代人的所有问题，其实都出自与自然相悖的态度。举个很浅显的例子，春天该生发的时候不生发，就会出方方面面的问题。现在有些年轻人，该结婚的时候偏不结婚，那么，他的人生的整个顺序就会被打乱，要因循身体这个"天"本身的运动顺序，顺着生发、生长、收敛、收藏这个顺序做，万事万物就会很顺当。

老子说"道法自然"，自然是什么？就是东西南北，就是春夏秋冬；"天行健，君子以自强不息"，说的也是一回事。做任何一件事情，都要思考所要做的事情在规律上处在哪个点上。它是春天还是秋天呢？如果它是春天，就不要希望明天就结果，要等到秋天才行。这样做看似无为，实际是有为。如果非要从春天一下就蹦到秋天去，那就什么也做不了。所以，不管压力多大、从事什么工作，要想保持这种情志，就一定要认认真真地去把握你所做的这件事的规律。

求医不如求己

《黄帝内经》宗旨的第二点就是健康长寿不靠别人，不靠药，完全靠自己。许多人有一个误区，就是生病后会过分地依赖医生和药物，而越来越不肯相信自己。宁肯相信那些胃药可以解决自己的胃痛，而不肯改变自己暴饮暴食的恶习。

其实，《黄帝内经》不讲药，它只有13个方子，而且都特别简单。它无非是在告诉我们，健康长寿是个积精累气的过程，靠的是自己吃好、睡好、消化吸收好，能控制自己的欲望，这样的人才健康。

《黄帝内经》基本是讲医理（医道）的书，它开篇讲恬淡虚无，然后讲四季和阴阳应象等，就是告诉大家健康长寿的秘密在于自己的情志和经脉气血是否顺畅，是否生发、生长、收敛、收藏都有，若有，就是《易经》里"用九"的"见群龙无首，吉"。

"万恶淫为首""百病气为先"，就是说性事、情志的过度与我们的身体健康程度密切相关。这实际上告诉我们，很多东西会影响我们的健康，包括情绪和精神状态。在西方，假如一个人得病了，首先要去找医生，医生治不了的时候就要去找心理医生，心理医生再治不了就要让他去找牧师。

可是在中国，如果遇到这样的问题，只需要去找一个中医就可以解决了。中医可以全方位地解决人的一些问题，包括心理、信仰等问题。中医会涉及生活中的方方面面，所以它指导的是人的生活医道。所谓医道，不是单纯地停留在治病的这个层面，而是要全方位地指导人的生活。

所以说，真正的医疗保险就是精神文明。因为疾病和人、人性有着紧密联系。所以，我们只有调理好自己的生活，调理好自己的人性，才能调理好自己的身体。

四

天人合一

　　所谓"天人合一"，就是自然法则在人身上都会有所体现。外界环境的问题，一定会在我们身体内部有所体现。我们现在整个社会的风气是浮躁的，人就会很容易得上实下虚类的病，出现失眠、抑郁等方面的病症。另一方面，"有诸内必形诸外"，人身体内部有什么问题也会在身体外部有所表现。

　　中医有"望、闻、问、切"，医生看你一眼就会清楚你身体内部的情况。比如医生一看到你的嘴是歪斜的，就知道你有胃病，情志不舒，容易生闷气。因为口歪是胃经的病，再综合你的言谈举止，可以判断你人性和身体的很多问题。

　　天人合一，就是要人和自然达到和谐，和谐程度越高，就越接近于至善。这是天人合一的意义，也是中医所追求的最高目标。

五

医易同源

西医是学问，中医是大道

学习《黄帝内经》，对人的要求很高：要有一定的洞察力，要有一定的成熟度，要有很高的悟性。没有悟性和洞察力，学医真的就是纸上谈兵。我经常说西医是学问，中医是道。大家看看这个"学"字：上面是两只手，捧着爻辞。爻辞是指《易经》里边的东西，就是因为不懂，所以大家都想去学，而且越学头越大。而"道"字，上面是个首，首是代表头。"辶"，古代是辵部，是马车的意思。实际上，这个字的意思是头脑坐上了马车。所以，学"道"的方法，就等于学习一种认识世界的非常快捷的方法。

庄子曾说过："其生也有涯，其学也无涯，以有涯伴无涯，殆矣。"这句话的意思是说：我们的生命是有尽头的，可学习是永远没有尽头的，如果用我们有限的生命去进行无限的学习是很危险的。那么，我们应该采取一种什么样的方式来学习这些经典呢？古人告诉我们用"道"，实际上"道"就是一种洞察力。

针对天下的学问，西方是一会儿建立一个学科，一会儿建立一个学科，而且以后的发展都是不断地在否定前面的东西，这个学科发展起来就把前一个学科否定，所以永远要往前学。

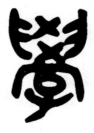

"学"字的小篆

而我们中国人之所以讲"道"，就是以悟道的方式去理解知识，这和"学"的方式是很不同的。

世界万物太多了，怎么办？古人告诉我们要采取的是一种分类取象的方法，即"取象比类"。这种分类的方法，是按照事物的"象"来看它的类别。比如，凡是具有生发之象的全都归属于东方，比如青龙、春天、树木、人体的肝、青少年等都同属于一类，它们都有着向上生发的趋势。凡是具有收敛之象的都归属于西方，比如白虎、秋天、金属、人体的肺、四十不惑的一群人等，都有着下降但成熟的性质。因此，当我们面对任何事物时，都只需思索其内在的气质，就可以揣测它未来的走向了。

"卦"和"象"

《易经》也是采取取象比类的方式，用八卦事物的八种抽象性质，再由八卦每每相配，遂成八八六十四卦。所谓"卦"又是什么意思呢？卦就是把事物挂起来让你看，让你把它的"象"看得很清楚的意思。《易经》里的"象"是怎样生成的呢？

《易经》里边最基本的"象"是阳爻"—"和阴爻"--"。所谓阳爻、阴爻，就是世间万物的两种"象"：一个男人，一个女人；一个阴，一个阳。阳爻是男性生殖器的代表，阴爻是女性生殖器的代表。然后我们老祖宗把这三根阳爻"☰"的卦象挂在这儿让你看，并且起了名字叫"乾"；把三根阴爻"☷"的卦象叫作"坤"。

什么叫"乾坤"？

有人会说我不懂什么叫"乾"，什么叫"坤"，老祖宗就会接着给他打比方，如果不懂乾坤，总懂什么叫天、什么叫地吧，乾就像天啊，永远运转不息；坤就像地啊，永远化生万物。有人还会说"我是瞎子，我看不见天和地，我不知道何为天、何为地"。老祖宗会接着讲："你总有父母吧？要想理解什么是乾，你就去理解你的父亲，他永远在为家庭奔波啊；如果想了解什么是坤，你就去理解你的母亲，她永远在为养育后代劳作啊。"

这时可能还会碰到一些人说："我没爹没妈，还是不懂，怎么办？"老祖宗还会接着给你解释，让他去看什么是马，什么是牛。马都是给人留下高昂的印象，而这种高昂的感觉就像我们的父亲；而母亲就像牛一样任劳任怨……

总之一句话："天行健，君子以自强不息"（乾卦），"地势坤，君子以厚德载物"（坤卦）。所谓天行健，就是说一切都要因天之序。四季总是春、夏、秋、冬地更替，这是不会改变的，这就是它的运转过程，君子处世应像天一样，力求进步，刚毅坚卓，发愤图强，永不停息。所谓"地势坤，君子以厚德载物"，就是说我们的度量要像大地一样，既要承载好的东西，也要承载坏的东西；既要承载人类世界中的美好，也要承载那种不洁之物。

《易经》通过分类把万事万物分于八卦当中，把万事万物的关系分在64卦当中。因此，懂64卦，就能把人生的所有关系都理解了。实际上，64卦是两个卦爻不断搭配的结果。在64卦中，比如说乾坤两卦，乾卦放在上面，坤卦放在下面，就是否卦（☷☰）；如果把乾卦放在底下，就是"泰"卦（☰☷）。八卦之间不断地相互匹配，它们就可能出现各种情况。

学中医和学西医的不同

所谓"医易同源"，就是说二者都有着共同的"取象比类"的思维方式，只不过中医讲五行，把任何事物都归于五类，而五行的方法里又蕴含着一个最精确、最简洁的方法，那就是阴阳。古人有一句话叫作"大道至简"，意思是说最大的道理一定是最简单的道理，而不应该是难懂的东西。

那么，谈到阴阳这两个卦象（泰和否）就大不相同。从医学上讲，"泰"的卦象好，为什么呀？因为阳是上升的，阴是下降的，"泰"卦就是阴阳和合卦；而阴在下、阳在上就叫阴阳离绝卦，这个卦很不好，这个在《易经》里非常有名，叫"否"卦。否是不通之意，为什么不通？因为阴阳离绝了。而阳气上升，阴气下行，这样阴阳恰恰可以就此交通，所以泰卦根本的意思就是通，就是通泰之意。

在中国，想学中医什么时候都不会太晚。为什么呢？从某种意义上来说，中医既是医学，又是医道。中医是一种道的表现，而凡是道都与一个人的生活经验以及他对自身和自然天地万物的领悟有密切关系。所以，只要有生活阅历，只要对人生还有一定的关注，就可以学懂中医。这就是学中医和学西医的不同。

六
医的本意

用药如用兵

那么，这个"医"是什么概念呢？古代医字的写法有两种：一个下面是"酉"，一个下面是"巫"。这个字本身就把中医里边的很多内容都涵盖进去了。

首先来看上半部分"医"，这个医字外边这个"匸"读音为"方"。要弄懂医学的话，就一定要懂医理。"匸"是方，指医理要方正；里面的"矢"，是箭。关于矢有两种说法：一种说法就是中了

"医"字的两种写法

外伤；还有一种认为这实际上是箭，就像是医疗手段里面的针灸，即"矢"指的是针灸。上面这个"殳"字也有两种说法：一种认为"殳"是一种武器，古代中医里就有一句话，叫作"用药如用兵"，用药就像用兵一样；另一种说法认为，"殳"底下是个"又"，上面是古代水池的样子。这个字看起来就像手在水下摸东西，所以有人就认为这代表按摩。

手到病自除——按摩可以治疗体表的病

按摩可以说是中医里最基本的治疗方法，同时又是处于最高层面的治疗方法。

中医经常说的"手到病除"，最本质的意思是表层的病基本上是可以用按摩的方法解决的。在体表的毛病，进入到深一层的经络以后就要用针刺；再深入到五脏后，就要用药了；如果再继续深的话，那就是病入膏肓，那时只有一个办法，就用"灸"法。所以，这个简单的"医"里，不仅涵盖了医理，还涵盖了按摩和针灸的治疗方法。

再来看看下半部分。"酉"就是成就的意思。古代的酒字，就是水旁边加上这个酉，是把万物成就的东西放在水里面去沤、去发酵。所以，古代的酒就是最原始的药，就是前面曾讲过的醪糟。与其现在喝那些烈酒，还不如去喝醪糟，因为它有养生的功效。还有一种说法是医的下面是"巫"，在古代还有一种祝由的方法是巫术，这种方法现在基本上没有人用了。"医"字匚、矢、殳、酉（巫）有机的结合，从文化的视角体现了古代医学手段的多样性和对疾病的态度，可谓独具匠心。

通过对"医"字两种写法的解释，大家就清楚医到底是怎么一回事了。一个"医"字，实际上把古代的所有的治疗手段和医理全部都涵盖了。有人开玩笑说，现在"医"字被简化得就剩开刀了。

中国古代有些地区对医学有这样的说法：人体生病就好像是水变成了冰一样。那么，我们是把这个冰给拉掉呢，还是把它融化，让它重新变成水？这个说法可以引导我们对医学的重新思考。由于人体的正气、邪气都从体内发出的，所以，中医主张把邪气去掉，也就是让它由冰再变成水。

七

药 的 本 意

我们再来看"药"这个字。《说文解字》里说"药"是治病草，从艸，乐音，它是这样写的：上面是草，底下是个音乐的乐。音乐的根本是和谐，和谐来源于五音的合和，就如同药之配伍。和谐又是快乐的源泉，快乐可以驱散心中之郁闷，又是最好的治病良方。所以，从某种意义上来说，药的根本也是和谐，而音乐又是药之上品，因为只有音乐可以直接作用于灵魂。

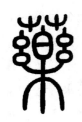

"药"字的小篆

开中药为什么叫"开方子"？

开中药为什么叫"开方子"？那是因为中药讲究配伍，配伍的原则是要守"方正"的原则，不能乱来。乱来就是乱枪打鸟，希望瞎猫可以碰上死耗子。比如说，有人咳嗽了，就把中药里能治咳嗽的药都用上，这就是乱来。这样乱开处方不仅治不好病，还会延误病情。

中药里有九味药是去胃酸的，如果大夫把这九味药都开在药方里，他毫无疑问就是个庸医。那只能叫开药，不能叫开方子，方子是有"道"的。上医开方子就像在为我们的生命画一幅画或谱一首美妙的曲子，就好比"桂枝汤"药方，里面没有一味治感冒的药，可是把它们放在一起就可以把感冒治好了，这就是因为它配伍精准，非常和谐。

中医认为，人和万物都得天地一气而生，但人得天地之全性，草木得天地之偏性，人得病就是人体气机出现了偏盛偏衰的情形，所以要借药物之偏性来调整人体的盛衰。古人说"物以类聚，人以群分"，所以中医用药是按草根、树皮、昆虫、土石的形、色、气、味来划分其阴阳五行归属的。比如，根茎的药可以钻透土地，所以有通里的作用，如白芍；树枝、树梢则有生发之性，如桂枝；树皮有包裹、收敛的特性，如肉桂，而果核的收敛性质又大于皮类；花儿有宣散郁结的作用，如月季花、玫瑰花；果实生在高处却最终要下落，故而有使气下行的作用。总之，那些发现中药之美的神农们是优雅而安闲的君子，他们和四季一同生长和收藏，他们在大自然中寻找着美丽和健康。

真正的开方子是要明理，即明医理、明药理。比如说，有人感冒发烧了，如果是有汗、恶风寒、头疼、后脖颈僵痛、脉浮缓，则属于太阳经受寒，可以用《伤寒论》名方"桂枝汤"；如果是无汗、脉浮紧，则是"麻黄汤"；如果是少阴发热，脉沉细，上热下寒，是"麻黄附子细辛汤"。就一个"发热"，中医就有无数的对治法，其原则就是"六经辨证"。哪一经出问题了，就用哪一经的方子去对治。因此，中医大夫必须明白"望、闻、问、切"，明白"六经辨证"。

曲黎敏养生智慧

◆按摩可以说是中医最基本的治疗方法，同时又是处于最高层面的治疗方法。

◆健康长寿是个积精累气的过程，靠的是自己吃好、睡好、消化吸收好，能控制自己的欲望。

◆健康长寿的秘密在于自己的情志和经脉气血是否顺畅，是否生发、生长、收敛、收藏都有。

第十章

中医的六大要点

病只是一个人的习惯、生活方式，还有其他方方面面的坏毛病不断发展而产生出来的。病能否治好关键性的因素是人，你能不能改变你的习惯，能不能改变你的人生态度，这是能否治好病的一个根本性的因素。

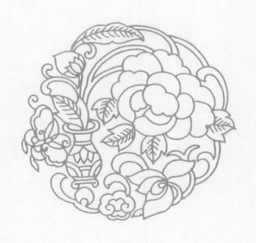

面对同一个病人，中医和西医大夫经常看到的是不同的情况。已故赵锡武大夫生前诊治的一个病例发人深省。

　　一位老妇因便秘二十多天而不得不住院，西医疑为肠道肿物，剖腹探查未见异常。而患者从此每日腹泻，发低烧不退。最后确诊为"肠道菌群失调"，常规治疗方法需"肛灌"健康人的新鲜粪汁，但为老妇所拒绝。后经赵老诊断为"太阳阳明合病"，投以"葛根汤加减"，三剂而愈。

　　如果把肠道菌群比作"青草"，那么滋生"青草"的肠道就好比"土壤"。西医大夫看到的是："草"没了，因此要播种"草籽"——接种健康人的肠道菌种。中医大夫看到的是："土地"已经沙漠化了，解决的办法是兴修"水利"，改良土壤。只要土地肥沃，水源充足，"天涯何处无芳草"？！两种医学理论，两种不同的诊疗手段！虽然说中西医最终都有可能治好病，但认识问题的方法，差别却如此之大！

　　中、西医是完全不同的学术体系。中、西医学在基本概念、理论等方面的差异是客观的、全面的、深刻的，二者不能混淆，也不能简单地判定其是非优劣，其根本分歧在于：它们是在不同的文化背景和哲学基础上产生的医学，物质实体是西方哲学最核心的范畴；相反，中国不重物质实体，而重关联实在。

　　具体而言：中医是关于人的生命过程及其运动方式的相互关联的学说（与西医对象不同），它以促进人的自我实现、自我发展、自我和谐为宗旨，强调生命的动态的统一与和谐，即形气相感、形神合一。它的要点主要有以下几点：

一

人为本，病为标

在中医看来，最关键的一个问题就是：人为本，病为标。中医是要关心人，而不是人的病。他首先要发现人的问题出在哪儿，先得改变这个人，然后才能治愈这个人所得的病。

《黄帝内经》认为，病只是一个人的生活习惯、生活方式以及其他方方面面的坏毛病不断发展而产生出来的。病能否治好关键性的因素是人——病人能否改变生活习惯，能否改变人生态度，这是能否治好病的一个根本性的因素。

用古人的话说："人死于疾病者，色欲居其半，气郁居其半""香附解郁，只解易解之郁，而相思之病，必得其心上之人而郁乃解"。病人不从根本上改变自己的欲望观念，其病总有后患。这是《黄帝内经》里边的一个要点，这同样也是中医学一个重点，它是从人的角度出发的。

《黄帝内经》强调和谐、强调止于至善，意思是人与自然的和谐度越高就越接近于至善。你能够做到"因天之序"，你就达到最高点了。前面我讲过十二时辰的养生和四季的养生，实际上最重要的一个主旨就是我们要因循着天的顺序，因循着身体的本性去生活，而不能逆反身体的本性。所以，要改变"人"才是最关键的，而不是改变病。

六种中医不治的病人

在《史记·扁鹊传》中提到"六不治"，就是有六种不治的病人，不是医生不给治，而是这六种病人无法改变。

● 不讲道理、特别任性的人

第一种是"骄恣不论于理，一不治也"。什么意思？就是不讲道理、特别任性的人，医生不能给他治病。因为他头脑中自有一套想法，根本不相信医生，不仅不听医生的话，而且"我执"特别重，就是"骄恣不论于理"。

● 要钱不要命的人

"轻身重财，二不治"，一听说看病还得花钱，就不看了，这种人也没办法治。现在有些人特别奇怪，明明没病却偏偏要吃药，天天维生素大把大把地吃；有的人是有病偏不吃药，要钱不要命，这是第二种不治的人。

● 不遵医嘱的人

"衣食不能适，三不治"，这就是我之前说的"饮食不节，起居无常"的人，医生对这种人也基本放弃。比如说，我们在对病人提要求的时候，让他几点睡觉，他都说做不到；不让他吃什么，他也说做不到。这种人不遵医嘱，也没法治。

● 有病危之相的人

然后是第四种人："阴阳并，脏气不定。"就是阴阳气血和脏腑气脉都已经飘忽不定了。中医认为当病人出现"七怪脉"时，就是病人已经有病危之相了，一般的医生也不给他治。古代的医生要论"把脉"，并且一定要学会把七怪脉和死脉。当出现这种脉象时，一般的医生都会明哲保身，说："我没有什么太大的能力，不能给你治病了，你就爱吃什么吃什么吧！"古代人只要一听到这么说，就明白了。

● 极其瘦弱的人

"形羸不能服药，五不治也。"形羸指特别瘦弱，身体已经瘦弱到极点了，连药都喝不下去了，这是第五种不治的人。其实古代对这种人还有一个办法，就是神奇的灸法。关于这种方法，有一本书记载得比较详细，叫作《扁鹊心书》。实际上，灸法在古代既是一种强身健体方法，也是救命法，但如果你把元气耗光了，神仙也救不了你。

● 信巫不信医的人

第六就是"信巫不信医"。现在来说，就是只信西医不信中医，或只信中医不信西医，或只信气功师不信医生，等等。既固执又偏执，而唯独不相信自己，不相信治疗疾病的根本力量源于自身的元气和自愈力。这种人把如此宝贵的生命完全依托于他人之手，任人摆布，从不反省自己得病的根由。事实上，这种人已经放弃了自己，后果就可想而知了。

二

自愈力——人体自有大药

我们人体都有自保功能和自愈力。人体本身是一个最和谐的存在，这就是人体的本性。所谓本性，就是它不需要依靠任何外在的东西，它只需依据自己就能够达到和谐。

中医对治病有一个观点，那就是"三分治七分养"。要好好地去养自己的元气，不要太依赖药。因为药不过是起到激发元气的作用，帮助身体达到治病的目的。如果元气没有了，再好的药也不起作用。

养元气就是好好地修正自己，好好地改变习惯，疾病就能去掉大半。比如让刚刚患糖尿病的病人天天去爬山，过一段时间，也许他的血糖就正常了。因为糖尿病就是脾湿造成的，他天天去锻炼身体，通过运化，让脾的功能恢复正常了，毛病也就好得差不多了。这正说明了人体是有自愈能力的，求医不如求自己。

在中医的"五行生克"思想上，木就得由水来生，而且还要由金来克，就是肝阳的生发不可能永远地生发，总有一个东西在克制、制约。同时，自己也在克制和制约别的东西。比如说木，木生火，同时木也克土，这里边本身就有一个和谐机制。该调动什么出来也有自己的规律，它们之间互有牵制。所以，我们人体疾病是可以通过自愈力慢慢地调整过来的。

和谐社会的根基，就是身体的和谐。身体和谐了，不得病了，就不会郁闷；身体不难受了，就不会老想把脾气发在别人身上。不把火发在孩子身上，孩子就不会把脾气乱发在小狗身上，小狗见到别人也不会汪汪叫，因为这是一个循环，我们把这种循环中自己所处的位置稳定了，底下就稳定了，这是生存的要点。

相信自己胜过相信仪器

中医还有一点特别重要：相信自己胜过相信仪器。自己身体好不好，自己应该知道。全世界到现在有两件事情绝对不能用仪器去代替，就是品酒和品茶，并且一定要有品酒师和品茶师。

其实，医学也是这样。我经常说学中医远远要比学西医难得多，因为学中医绝对需要悟性，需要那种直觉，甚至病人也要有一种对生命的直觉。但现在很多情况下，我们对自己的自信已经远远不够了。我们自己觉得不舒服，到医院去检查，听医生说"没有病"，然后就高高兴兴地回家来了。可是过两天，还是觉得不舒服，觉得一定有什么不对头。这个时候，最好去找一位中医。中国在过去的几千年里，没有仪器检测，没有抗生素，就靠着望、闻、问、切和草根树皮，也走过来了。

现代医学基本是用药物代替人的自愈力。整个社会在治病方面似乎都在鼓励吃药，滥用药物的趋势也是越来越重，以至于已出现由药物依赖而造成的精神疾患。最近，资深专家统计分析表明：药物的治疗在诸多因素中对健康的维护作用只占了8%，而身体自我康复能力的维护则对人体健康的贡献达到50%之多。此外，药害的肆虐也使发达国家的百姓不寒而栗。

客观地说，无论西医还是中医，都有误诊率，都有开错药的时候。所以，与其大把大把地吃药和营养品来扰乱人体的气机，不如信赖、依靠自己身体的自愈力。

三

强调身心互动

中医还强调身心互动。人得病是身体和心灵的双向选择，人祛病也是人身体和心灵的双向选择。因为，身心是互相影响的。

中医是讲生克的。比如，木是肝，肝的神明是"魂"；火是心，心的神明是神。木生火，木如果强大，也就是肝气很旺的话，那么头脑就很清楚，人就很有理智。所以，理智跟我们的肝魂是相关的。肺属金，肺的神明是"魄"，它就是肺气、肺经充足时所表现出来的象。西方人认为，"魂魄"这个东西肯定是不存在的。可中医认为魂魄是存在的，而且它是神明的体现。

魄主本能，魂主理性。为什么有时候我们的本能会战胜理性？这实际上就是身体中"金克木"的一种反应。因为魄为金，魂为木，而"金克木"，所以本能有时会战胜理性。人的头脑是否处于清醒的状态，这跟人的肝魂和心神有关。而人的本能的问题是由肺气和肾气来掌控的，要想把它们协调好，就涉及身心互动的问题。

人生病在很大的程度上不仅仅是身体的问题，而且还是心灵的问题，这是中医的一个很重要的观点。

四

重视人文关怀

中医是非常讲究人文关怀的。著有《伤寒论》的张仲景就非常具有慈悲心，很讲究人文关怀。他不仅会根据病情给患者开出药方，还告诉他服药后会有什么反应、应该怎么做。

关于太阳经受寒（即感冒），张仲景不仅开出了"桂枝汤"这个药方，他还告诉患者在感冒初起的时候服下这个药以后，应该喝一碗热粥，马上钻进被窝发汗，发出汗来，病邪就去掉了，去掉以后，马上停药。如果汗不出来，就继续喝药、喝热粥，帮助发汗，因为粥是又补脾胃又不伤脾胃的。

同时张仲景还叮嘱，在吃药时，要注意饮食，凡是腥臭的、味道浓的东西都不要吃。为什么呢？因为，吃这些东西后需要调元气。本来人的病在表层，如果把元气一调上来，使得外边的病也往里走，这样病就会加重。

怎么样才算看病？

医圣张仲景特别反对医生"相对斯须便处汤药"，就是还没跟病人说清楚呢，就给病人下方子了。这哪是看病啊！一个负责的中医，必须要把很多的问题都谈清楚了才行！你的脉象是什么样，你的生活是什么样，如果头痛的话是前额痛、后脑痛，还是两边痛，什么时间最痛，等等。只有这样，才可以叫看病。

从某种意义上说，中医应该是一对一的服务，是两个人之间心的交流。如果双方都急躁，就无法把病治好。病人要平心静气，大夫才能给看好病。如果还没坐稳就问大夫：我什么时候能好？开几服药能好？这种人，给他开灵丹妙药都好不了。因为治疗疾病不是做买卖，不可以急功近利。

中医医病先医心

中医认为："病来如山倒，病去如抽丝。"因为，我们毁伤元气的时候有时是倾泻式的，而元气要想培补起来却非常难。所以，中医医病先医心。如果病人对自己的疾病有了觉悟，整个诊疗过程就有了人文的意义。

五

不治已病治未病

在《黄帝内经·四气调神大论》的最后，有一句名言："是故圣人不治已病治未病，不治已乱治未乱。"如果"病已成而后药之，乱已成而后治之，譬犹渴而穿井，斗而铸锥，不亦晚乎？"

什么是疾？

在这里，先说"疾病"两个字是什么意思。它们的偏旁在《说文解字》里不叫病字旁，叫床部。就是说，人生病了，就要老老实实地躺着休息慢慢调养，别出去瞎跑。什么叫"疾"呢？里面的"矢"是箭，意思就是受了点外伤。所以"疾"是小病。

什么是病？

《说文解字》里说"病，疾加也"，病就是疾加重的意思，病是重病，为什么指重病呢？曾经有一位中医这样解释：病字里面的"丙"字在中国的天干地支当中属于火证，它从火，而我们的五脏里，心为火象，病实际上是心病，中国有一句话叫作"心病难医"，故病比疾重。

中医里还有一句话："没有不可以治的病，只有不可以治的人。"一个人如果不能因循阴阳四时的规律好好地约束和规划自己的行为习惯，就很容易生疾病。应该早睡的时候，你偏不早睡；本来应该好好吃饭，你却非得减肥，这样的人得了病之后，神仙都救不了。

医道就是生活之道

中医反复强调：要按照医道去做，而不能违背医道。医道就是生活之道。"圣人不治已病治未病，不治已乱治未乱"，这句话有两种解释：一是，中医是预防医学，在没生病之前，就把为什么会得病的原因弄清楚了。这就像我们原先说的"恬淡虚无，真气从之，精神内守，病安从来"，只要精神内守了，就根本不会生病。《黄帝内经》的前几篇，都是在讲如何让人不生病和如何循医道的问题。

还有一种解释：高明的中医不治已经生病的这个脏器，而是要治还没有生病的脏器。举个例子，如果得了肝病，就暂时把肝放在一边不治。首先，我们要弄清楚，肝病是由什么生成来的。中医认为水生木，水是肾，木是肝，肝病在很大程度上是由肾精不足造成的。所以我们先要把肾水固摄住，让肾精充足了，那肝病自然会好。

还有一点，我们也必须清楚，木是肝，土是中央脾土。中医认为木克土，所以肝得病了以后一定会往脾上转。比如，当我们遇到特别不舒畅的事或者郁闷的时候，我们的肝气一下子郁滞了。郁滞以后，有的人表现为两胁疼痛，尤其是左边疼痛；还有一种人则表现为另外一种象，就是"食不下"。食不下是属于脾胃的问题，就是说肝气的郁滞把脾胃的气给伤害了，所以就吃不下东西了。我们经常说的"气得我都吃不下饭了"就是这个原因。

从治病的角度来讲，肝得病之后一定会往脾上转移。那么病症是加重了还是减轻了？这实际上是加重了。再举一个例子，假如一个人患了肺癌，在治疗的过程中，慢慢转成大肠癌了。这是怎么回事呢？病是轻了还是重了？我们曾经讲过，肺与大肠相表里，肺的问题实际上和大肠有关。如果肺有病，首先就表现在大肠上。如果大肠有病，也会通过肺表现出来。所以，不要以为咳嗽时咳出的东西全是从肺里出来的，它有时也可能是大肠里的瘀毒。

在《华佗传》里就曾经记述过这样一个病例：有个病人经常咳嗽，夜夜睡不着觉。华佗知道病情后就告诉他："病之所属非从肺来也，乃是从肠中来。"这是肺与大肠相表里的一个表现。

任何病症的康复都有一个过程，是有理、有次第可讲的。所以，大家一定要知道"不治已病治未病"的真正含义。肝已经病了，肾也受到损害了，精血不足了，这个时候就要固摄住脾胃，不让病往脾胃走。脾胃又是生精血的地方，把脾胃养好了，反过来也会对肝和肾有好处。

公司管理也是一样的。这里已经出问题了，就别管这儿了，得找到这个问题出现的原因，然后找出解决办法。同时，还得管住下一个环节，不要让它去影响其他方面。这就是"不治已病治未病"。如果只治病症之处，就相当于一个人已经犯错误了，这时再怎么拼命批评他，也于事无补了。

"不治已病治未病"就相当于"不治已乱治未乱"。就是说，把还没有乱的地方好好地整理，别让它再往下继续影响。"夫病已成而后药之"就相当于"乱已成而后治之"。已经生病了，然后再用药，就相当于灾难已经形成了再去挽救。很多人认为自己现在还年轻，有得耗，即使享受完了以后生病也没有关系。还有一句话，叫作"四十岁前用命挣钱，四十岁之后用钱养命"。这种想法是完全错误的，我们从现在开始就要彻底打消这个念头。

因为有这种想法的人吃药，会把人的灵魂排除在外，希望全靠物质的东西来解决，这是有问题的。花钱买不来健康，生病了再去治，就好像"渴而穿井，斗而铸锥"。当渴了以后，再去挖井是来不及的；打起仗来以后，再去造兵器那也是来不及的。所以，一定要在病还没有成形的阶段就及时把它控制住。

中医在"治未病"方面占有优势。中医大夫一看到嘴歪得很严重的病人，就知道这个人得了很重的胃病，而且知道他情志上比较压抑、比较郁闷。针对这样的病人，就先要在情志上给他宣开。

为什么古人很少得精神病？

其实仔细一想，会发现古代有精神方面疾病的人很少，而我们进入 21 世纪以后患有精神病的人在明显增多。为什么古人很少得这些病？

其实，医药和道德修养有很密切的关系。古人有两套系统可以让他们避免出现这样的精神崩溃，那就是儒道这两门学说。儒、道是互补的，儒学鼓励积极进取，是入世的学问，而道家思想实际上是讲出世的。中国的知识分子基本上是按照这两家的思路去做的。当自己被社会重用的时候，一定要保持一个积极的心态，修桥造路，好好造福于民。当不被社会重用，情绪也不必低落到极点，这时要想着生活的另一面，像苏东坡一样"羽化而登仙"，去思考如何享受人生。

我们现代人的精神病发病率越来越高，这和我们的教育方式有很大关系。我认为，现代的教育应该培养人们琴棋书画方面的情操，以此来提高个人道德修养。如果不在孩童时期对人进行这样的塑造，他以后怎么能好好做人呢？现在很少有人教小孩子怎么懂规矩，对于孩子的要求就是：学习、学习、再学习。所以，现在的孩子都很郁闷，都经脉不通，而过去的孩子没有这些问题，他们春天放风筝，养目又养志向；秋天玩蟋蟀，养耳又养声音和性情，全是顺势而为，全然不存在压抑的情绪。

六

同病异治，异病同治

　　中、西医的差异，在于二者思维方法的不同。西医治的是人的病，讲的是病；中医治的是病了的人，讲的是"证"。还有一种说法叫西医治标，中医治本；西医重形，中医重神；西医更多的是重视器质性的病变，中医是重功能上的病变。在手术方面，中医绝对比不过西医，但在积聚肿瘤等疾病尚未成形时，中医可以通过望、闻、问、切发现许多问题，这是中医的优势所在。

异病同治

　　这就出现了一个如何看病的问题。西医说病症，比如高血压、支气管炎、糖尿病，等等。这些都是病症。中医说"证"，就是把人的所有问题都综合起来判定。《伤寒论》的"六经辨证"，把所有的病症都可以归属到太阳、阳明、少阳、太阴、少阴、厥阴这六个层面中去。

　　比如说，一次来了五个病人，可能开的药都是一模一样的。这时，病人会觉得很奇怪：我是高血压，他是失眠，凭什么给我们开一样的药？可是从脉象上，这几个人是同一个"证"，所以这叫作"异病同治"。而有的人可能病症表现都一样，来的都是头痛，但用药未必一样。

同病异治

"证"指的是一种综合的状态，阴阳表里，虚实内外，全都包括在内，是人的生理状况所出现的失衡的状态。所以，中医不讲病，只讲"证"。比如说，一个高血压病人，有可能在我这儿把完脉就是太阴证，那我按太阴证的药去治高血压就没问题；但是另外一个高血压病人属于少阴的层面，那我只能开少阴层面的药。同样是高血压，可能开的药就不一样，这就叫"同病异治"。两个人病的表现虽然相同，但是要分不同的方法去治。

在中国古代名医华佗身上就发生过这样的事：有两个病人都头痛、身热，症状一模一样，华佗给他们开药，却一个是下法，一个是汗法。也就是一个让他泻，一个让他出汗。病人很奇怪，问他为什么要这么开药。其实，在华佗眼里，这两个人恰恰属于不同的"证"：一个是外实，一个是内实；而外实用汗法，内实用泻法。

"同病异治，异病同治"是理解中医思维和方法的一个关键点。"辨证论治"，就是要看你的生命到底处在生命的哪个阶段上。所以，中医看病看的是生命的这个层面，西医看病看的是肉体的这个层面。有些中医治不好病的原因，就在于放弃这个根本方法，全是按病症走的，没"辨证"，没看到病人气血方面的问题。所以，尽管他开的是中药，实际上是按西医的思路开的，病人有多少病症他就开多少药，药开得就会越来越多，但这只是开药而已，不是按中医思路开方子，所以治病就不会有什么疗效。

目前，中医面临着后继无人的严峻形势。幸亏中医有一个有救的地方，就是它的经典始终存在，并且总会有人去参悟它、去解读它，这就是经典经久不衰的意义。

天人合一

《黄帝内经》是中国文化经典中一本非常了不起的书，中医文化也是传统文化宝库里非常伟大的一部分。总而言之，要想学会怎么生活，要想学会怎么治病、怎么看待我们的身体、怎么看待我们的疾病，其实一句话就可以说清楚，这就是《黄帝内经》里的一句话："知其要者，一言而终。"意思是，如果知道中国医道的一个要点，一句话就可以说清楚。"不知其要，流散无穷"，要是你不知道要点的话，就会东学、西学、左学、右学，总是搞不清楚。

这个要点就是天人合一，就是人应该因循天的顺序、因循人的本性来生活。我们不仅要关注身体层面，也要关注精神灵魂的层面，这样我们才能建立起良好的、符合我们生命本性的生活习性，也将有助于我们建立和谐社会并拥有和谐、自然的人生。

总之，随着现代科学技术的迅猛发展，伴随着人类社会物质生活、精神生活的提高以及生活方式的改变，特别是自然生态环境的恶化，人类的疾病谱发生了结构性变异。人类受到现代综合征、癌症、心身疾病、药源性疾患的困扰，这就更需要全人类的携手合作来抵消掉各自的局限性。

无论如何，只有二三百年历史的现代医学，目前还难以全面认识并评价具有几千年历史渊源的中医文化。但我们必须清楚的是，古老的中医与年轻的西医都是我们人类航程上的守护神，如何实现医学的跨文化沟通，如何在21世纪使中医大有作为，使伟大的中医医道复兴、昌盛，是我们的目的所在。

曲黎敏养生智慧

◆中医是要关心人，而不是人的病。

◆没有不可以治的病，只有不可以治的人。

◆治疗疾病不是做买卖，不可以急功近利。

◆人与自然的和谐度越高就越接近于至善。

◆人体是有自愈能力的，求人不如求自己。

◆养元气就是好好地修正自己，好好地改变习惯，疾病就能去掉大半。

◆我们毁伤元气的时候有时是倾泻式的，而元气要想培补起来却非常难。

◆人得病是身体和心灵的双向选择，人祛病也是人身体和心灵的双向选择。

◆病人能否改变生活习惯，改变人生态度，这是能否治好病的一个根本性的决定因素。

附 一
《黄帝内经·素问·上古天真论》

　　昔在黄帝，生而神灵，弱而能言，幼而徇齐，长而敦敏，成而登天。乃问于天师曰：余闻上古之人，春秋皆度百岁而动作不衰；今时之人，年半百而动作皆衰者，时世异耶？人将失之耶？

　　岐伯对曰：上古之人，其知道者，法于阴阳，和于术数，食饮有节，起居有常，不妄作劳，故能形与神俱，而尽终其天年，度百岁乃去。今时之人不然也，以酒为浆，以妄为常，醉以入房，以欲竭其精，以耗散其真，不知持满，不时御神，务快其心，逆于生乐，起居无节，故半百而衰也。

　　夫上古圣人之教下也，皆谓之：虚邪贼风，避之有时，恬淡虚无，真气从之，精神内守，病安从来。是以志闲而少欲，心安而不惧，形劳而不倦，气从以顺，各从其欲，皆得所愿。故美其食，任其服，乐其俗，高下不相慕，其民故曰朴。是以嗜欲不能劳其目，淫邪不能惑其心，愚、智、贤、不肖，不惧于物，故合于道。所以能年皆度百岁，而动作不衰者，以其德全不危也。

　　帝曰：人年老而无子者，材力尽邪？将天数然也？岐伯曰：女子七岁，肾气盛，齿更发长；二七而天癸至，任脉通，太冲脉盛，月事以时下，故有子；三七肾气平均，故真牙生而长极；四七筋骨坚，发长极，身体盛壮；五七阳明脉衰，面始焦，发始堕；六七三阳脉衰于上，面皆焦，发始白；七七任脉虚，太冲脉衰少，天癸竭，地道不通，故形坏而无子也。丈夫八岁，肾气实，发长齿更；

二八肾气盛，天癸至，精气溢泻，阴阳和，故能有子；三八肾气平均，筋骨劲强，故真牙生而长极；四八筋骨隆盛，肌肉满壮；五八肾气衰，发堕齿槁；六八阳气衰竭于上，面焦，发鬓斑白；七八肝气衰，筋不能动，天癸竭，精少，肾藏衰，形体皆极；八八则齿发去。肾者主水，受五脏六腑之精而藏之，故五脏盛乃能泻。今五脏皆衰，筋骨解堕，天癸尽矣，故发鬓白，身体重，行步不正，而无子耳。

帝曰：有其年已老而有子者，何也？岐伯曰：此其天寿过度，气脉常通，而肾气有余也。此虽有子，男不过尽八八，女不过尽七七，而天地之精气皆竭矣。帝曰：夫道者，年皆百数，能有子乎？岐伯曰：夫道者，能却老而全形，身年虽寿，能生子也。

黄帝曰：余闻上古有真人者，提挈天地，把握阴阳，呼吸精气，独立守神，肌肉若一，故能寿敝天地，无有终时，此其道生。中古之时，有至人者，淳德全道，和于阴阳，调于四时，去世离俗，积精全神，游行天地之间，视听八达之外，此盖益其寿命而强者也，亦归于真人。其次有圣人者，处天地之和，从八风之理，适嗜欲于世俗之间，无恚嗔之心，行不欲离于世，被服章，举不欲观于俗，外不劳形于事，内无思想之患，以恬愉为务，以自得为功，形体不敝，精神不散，亦可以百数。其次有贤人者，法则天地，象似日月，辨列星辰，逆从阴阳，分别四时，将从上古合同于道，亦可使益寿而有极时。

附 二

《黄帝内经·素问·四气调神大论》

春三月，此谓发陈。天地俱生，万物以荣。夜卧早起，广步于庭，被发缓形，以使志生。生而勿杀，予而勿夺，赏而勿罚。此春气之应，养生之道也。逆之则伤肝，夏为寒变，奉长者少。

夏三月，此谓蕃秀。天地气交，万物华实。夜卧早起，无厌于日，使志无怒，使华英成秀，使气得泄，若所爱在外。此夏气之应，养长之道也。逆之则伤心，秋为痎疟，奉收者少，冬至重病。

秋三月，此谓容平。天气以急，地气以明。早卧早起，与鸡俱兴，使志安宁，以缓秋刑，收敛神气，使秋气平，无外其志，使肺气清。此秋气之应，养收之道也。逆之则伤肺，冬为飧泄，奉藏者少。

冬三月，此谓闭藏。水冰地坼，无扰乎阳。早卧晚起，必待日光，使志若伏若匿，若有私意，若已有得。去寒就温，无泄皮肤，使气亟夺。此冬气之应，养藏之道也。逆之则伤肾，春为痿厥，奉生者少。

天气清净光明者也，藏德不止，故不下也。天明则日月不明，邪害空窍。阳气者闭塞，地气者冒明，云雾不精，则上应白露不下。交通不表，万物命故不施，不施则名木多死。恶气不发，风雨不节，白露不下，则菀槁不荣。贼风数至，暴雨数起，天地四时不相保，与道相失，则未央绝灭。唯圣人从之，故身无奇病。万物不失，生气不竭。

逆春气，则少阳不生，肝气内变。逆夏气，则太阳不长，心气内洞。逆秋气，则太阴不收，肺气焦满。逆冬气，则少阴不藏，肾气独沉。

夫四时阴阳者，万物之根本也。所以圣人春夏养阳，秋冬养阴，以从其根，故与万物沉浮于生长之门。逆其根，则伐其本，坏其真矣。故阴阳四时者，万物之终始也，死生之本也。逆之则灾害生，从之则苛疾不起，是谓得道。道者，圣人行之，愚者佩之。

从阴阳则生，逆之则死；从之则治，逆之则乱。反顺为逆，是谓内格。是故圣人不治已病治未病，不治已乱治未乱，此之谓也。夫病已成而后药之，乱已成而后治之，譬犹渴而穿井，斗而铸锥，不亦晚乎！